FPDn 入院せん妄初期対応ガイド

神戸医療センター 緩和ケア室／せん妄チーム 「神戸医療センター 入院せん妄初期対応ガイド 治療編 ver.2.1」より

"ふだんとなにかおかしい"
Single Question in Delirium (SQiD)
- 不穏状態・自己抜去
- 昼夜逆転・落ち着かない
- 会話が少しおかしい
- ぼんやりしている

→ 不穏により**緊急の対策**が必要
 例：検査が行えない
  身体抑制がただちに必要

→ **緊急対応メニュー**
緊急用：セレネースの投与量は多めとなっている
■ 身体抑制までは必要ない
 セレネース[肝] 0.5〜1mL 皮下注or点滴
■ 身体抑制が必要
 セレネース[肝] 0.3〜0.5mL ┐
 ＋ヒベルナ[長肝] 0.3〜0.5mL ┘ 皮下注or点滴
（超高齢者：セレネース0.5mL+アタラックス-P 25mg筋注）

Key 診断せずに漫然と不穏時指示を続けない！
※緊急対応は一時的，その後は診断・原因治療へ

診断
■ 意識状態低下
 □意識混濁 □注意力 □見当識 □認知
■ 急激な発症・日内変動
■ 行動異常
またはDST該当 → **せん妄**

Step 0：予防
不眠時テンプレートで睡眠薬を使用しない
 使用するなら適切な症例に個別指示で
 当院は入院患者の60〜70％以上がハイリスク該当

[長] 半減期が長い，遷延に注意
[肝] CYP代謝，肝障害時には少ないほうの用量で

■ このガイドの特徴 ■
・ベンゾジアゼピン系，抗精神病薬を最小限に
 研修医でも安全に使用可能となっています
 高齢者・認知症患者での副作用減少を目標
・高齢者，肺肝腎機能低下，終末期も対応可
・ICUでのプレセデックスには対応していません
・対応困難・原因不明はせん妄チームへ
・他の薬剤の使用を制限するものではありません

Step 1：Attention! ハイリスク
□ 70歳以上
□ 認知症
□ 重症患者
□ 侵襲の高い治療（予定含む）
□ 頭部疾患の既往
□ 向精神薬の多剤併用
□ せん妄の既往
□ アルコール多飲
※1項目でも該当すればハイリスクと考える

Step 2：Check! 増悪因子
■ 不快な身体症状
 □痛み □切迫尿意・便意 □呼吸困難
 □バルーンカテーテル・ルート類
■ 環境の変化
 □不眠 □ICU／個室
 □可動制限（抑制・ルート類・安静指示）
■ 精神面（不安・抑うつ）
■ 感覚低下（視力・聴力障害）

Step 3：Stop! 原因
■ 感染
■ 脱水
■ 低酸素血症
■ その他：□臓器障害（脳，心，肝，腎…）
 □代謝異常 □電解質（Na^+, Ca^+, Mg^+…）
 □貧血 □ビタミン欠乏 □低栄養
■ 薬（必要性を厳選）
 □ベンゾジアゼピン系薬剤→基本中止
 □H_2ブロッカー→PPI
 □オピオイド→鎮痛最適化で減量
 □ステロイド □抗コリン薬
 □抗ヒスタミン薬

1. Don't！
ベンゾジアゼピン単独使用
ハイリスク群への睡眠剤単独投与は，医原性のせん妄を引き起こす恐れが高い
 レンドルミン・デパス
 マイスリー・アモバン・ルネスタ等
マイスリー・アモバンも広義のベンゾジアゼピン系

2. Do！ 増悪因子の軽減

→ せん妄への薬物療法 ← 採血・採尿

イライラ・興奮・日中不穏
抑肝散 1〜3包/日 頓用もしくは定期
※理想はイライラする前
甘草が含まれるため，心不全患者などでは減量

催眠作用の少ない抗精神病薬として
エビリファイ液[肝] 1.5mL〜3mL 朝
少量のレスリン[肝] 不穏が出る前に内服
（眠気の出ない範囲で0.25Tなど）

上記困難時
セレネース[肝] 0.3mL（2〜3日は1mLを許容）
またはリスパダール[肝] 0.5〜1mL
連用はセレネース0.3mL，リスパダール0.5mL/日まで
セレネース0.5mLでも連用でアカシジアの発症例あり

※ヒベルナ・アタラックス-P・レスリン・テトラミドコントロール不良のけいれんでは慎重投与
※ベルソムラはせん妄への影響が未評価のため，記載していません

睡眠薬を常用・アルコールせん妄患者 → 離脱予防・増悪予
ワイパックス(0.5) 0.5〜1T 眠前
セルシン[長肝] 2〜5mg 就眠前内服/注

睡眠リズム
ロゼレム 0.5〜1T 眠前
速効性がないため，ハイリスク群は入院時に予防的投与も検討

夜間睡眠対策 **1st.**
レスリン[肝] 0.5〜1T 夕後 or 眠前
不眠時同量追加，4錠/日まで使用可
※ハイリスク群では定期使用を検討

内服困難時
セレネース[肝] 0.3mL ┐皮下or点滴
ヒベルナ[長肝] 0.3〜0.5mL ┘
不足時ヒベルナ[長肝] 0.3〜0.5mL追加
ヒベルナ2mL/日を上限
超高齢者：ヒベルナをアタラックス-P 25〜50mg
**セレネースの基本量は0.3mL，
0.5mL以上は副作用域での使用**

夜間睡眠対策 **2nd.**
DM(−)かつ認知症(−)なら
セロクエル(25)[肝] 0.5〜1T 夕後 or 眠前
不足時同量追加，4錠/日まで使用

それ以外の場合
テトラミド[長肝] 0.5〜1T 夕後 or 眠前
不眠時同量追加，3錠/日まで使用可

内服困難時
コントミン12.5mg＋5％ブドウ糖50mL
不眠時同量追加　計50mgまで
終末期でも問題は少ないが，低血圧には留意

※夜間睡眠対策の薬剤は前日の結果をもとに増量／減量を．2錠以上なら夕＋眠前の分服もOK

セレネース（製品名：ハロペリドール）　ヒベルナ（製品名：プロメタジン）　アタラックス-P（製品名：ヒドロキシジン）　コントミン（製品名：クロルプロマジン）　レスリン（製品名：トラゾドン）
テトラミド（製品名：ミアンセリン）　セロクエル（製品名：クエチアピン）　エビリファイ（製品名：アリピプラゾール）　ワイパックス（製品名：ロラゼパム）　ロゼレム（製品名：ラメルテオン）

Delirium Screening Tool DST

A項目をすべて評価します。

現実感覚	活動性の低下	興奮	幻覚
夢と現実の区別がつかなかったり、ものを見間違えたりする。例えば、ごみ箱がトイレに、寝具や点滴のビンが他のものに、さらに天井のシミが虫に見えたりするなど。	話しかけても反応しなかったり、会話や人とのやりとりが億劫そうに見えたり、視線を避けようとしたりする。一見すると"うつ状態"のように見える。	ソワソワとして落ち着きがなかったり、不安な表情を示したりする。あるいは点滴を抜いてしまったり、興奮し暴力をふるったりする。時に鎮静処置を必要とすることがある。	幻覚がある。現実にはない声が聞こえる、実在しないものが見える、現実的にはありそうにない不快な味や臭いを訴える（口がいつも苦い、しぶい、嫌なにおいがするなど）。「体に虫が這っている」などと言ったりする。

気分の変動	睡眠-覚醒リズム	妄想	
涙もろかったり、怒りっぽかったり、焦りやすかったりする。あるいは、実際に泣いたり、怒ったりするなど感情が不安定である。	日中の居眠りと夜間の睡眠障害などにより、昼夜が逆転していたり、あるいは一日中傾眠状態にあり、話しかけてもウトウトしていたりする。	最近新たに始まった妄想（誤った考えを固く信じている状態）がある。例えば、「家族や看護スタッフがいじめる」「医者に殺される」などと言ったりする。	1つでも該当項目があった場合、**B項目**をすべて評価します

B項目 ←

見当識障害	記憶障害
見当識（時間・場所・人物などに関する認識）障害がある。例えば昼なのに夜と思ったり、病院にいるのに自分の家だと言うなど、自分がどこにいるかわからなくなったり、看護スタッフを「孫だ」と言う、身近な人の区別がつかなかったりするなど。	最近急激に始まった記憶障害がある。例えば、過去の出来事を思い出せない、さっき起こったことも忘れる。

1つでも該当項目があった場合、**C項目**をすべて評価します

C項目

精神症状の発症パターン	症状の変動
現在ある精神症状は、数日から数週間前に急激に始まった。あるいは、急激に変化した。	現在の精神症状は一日のうちでも出たり引っ込んだりする。例えば、昼頃は精神症状や問題行動なく過ごすが、夕方から夜間にかけて悪化するなど。

Cのいずれかが該当→**せん妄の可能性あり**．対応を開始してください．

■せん妄対策におけるピットフォール

せん妄は身体疾患

Key 身体疾患の治療がせん妄対策の最重要課題

本人の不安に対処

せん妄症状 ≒ 酩酊・ねぼけ

抑制、意に沿わない投薬や言動→危害を加えられたと記憶が残る

Key 本人は状況がわからず不安．対処は強制・抑制ではなく安心感で

家族の不安に対処

監視役 ✕ 付き添い ○ 本人の安心感

原病に加えての精神症状で家族も強い不安．監視役の依頼は、更なるストレス負荷→防衛機制(転嫁)の形で治療への不満にもつながる．

Key 家族の不安に耳を傾け、精神病ではないこと・十分な対処を保証

せん妄ハイリスク群への睡眠薬

~~ベンゾジアゼピン類似薬~~

- 入院ではこれまで大丈夫だった睡眠薬もせん妄の原因薬となる．（せん妄に関係なく、ベンゾジアゼピンの4週以上の漫然とした使用は不適切とも）
- アモバン・マイスリーは、ベンゾジアゼピンと作用点が共通．せん妄・依存症においては基本的に同じと考える．

Key せん妄症状が出現していなくても、基本的には使わない！

薬物療法の目標

せん妄治療 → 原因の身体疾患を治療・増悪因子の除去 原因薬の調節・環境調整

抗精神病薬 → 限定的な効果．原因は改善しない

Key 薬物療法は治療完遂までの最小限の安全確保

身体抑制について

身体抑制が必要な状況では、間欠的鎮静の併用を検討してください（覚醒下の漫然とした身体抑制継続は人権上も問題）

■薬剤解説

	D2	H1	5HT2A	5HT2C	α1		神戸医療センターでの推奨常用量
セレネース	+++	-	±	-	+	抗H1作用弱く催眠は期待できない．興奮への鎮静作用+．1週以上の使用に注意	3mg (0.3mL)
リスパダール	+++	+	+++	-	++	抗H1作用弱く催眠は少ない．口腔粘膜からも吸収．1週以上の使用に注意	0.5~1mg (0.5~1mL)
セロクエル	+	+++	++	++	+	催眠作用強く、錐体外路症状のリスク少ない．糖尿病禁忌	12.5~100mg (0.5~4錠)
コントミン	++	+++	+++	-	++	催眠作用が強く、入眠目的の使用では錐体外路症状のリスクは少ない	12.5~50mg (2.5~10mL)
ジプレキサ	++	+++	+++	+	+	制吐作用・催眠作用が強い．錐体外路症状のリスクは中程度．糖尿病禁忌	2.5~5mg
エビリファイ	+++	±	+	-	+	催眠作用弱く、日中の使用に適している	1.5~3mL
レスリン・デジレル	-	+	+++	++	○	世界中で安全な睡眠薬として使用．睡眠深度を深くする．若年者では効果不十分	12.5~100mg (0.5~4錠)
テトラミド	-	+++	++	++	○	抗H1作用強く、安全な睡眠薬として使用されているが、遷延する場合あり	10~30mg (1~3錠)
ヒベルナ	-	+++				抗H1強く、鎮静目的でも使用．遷延する場合あり	7.5~25mg (0.3mL~1mL)
ワイパックス						グルクロン酸抱合で代謝されるため、遷延しにくいベンゾジアゼピン系	0.25~1mg (0.5~2錠)
抑肝散						イライラに対して頓用・定期に使用．飲み口がよく、副作用は少ない．甘草（カンゾウ）を含むため、浮腫／心不全に注意．	2.5~7.5g (1~3包)
ロゼレム						催眠作用はないが、日内リズムの回復により自然な睡眠．1週間以上内服で効果発現．副作用少ないが1錠では日中遷延も	4mg (0.5錠)

5HT2A→錐体外路症状を軽減、5HT2C→睡眠深度を深くする、せん妄への効果　　推奨量は副作用が発現しないことを保証するものではありません

- 高齢者、不穏状態では睡眠薬（アモバン、マイスリー…）、抗ヒスタミン薬（アタラックス-P、ヒベルナ）の単独使用はせん妄症状悪化リスクがあるため避ける、使用する場合には、抗精神病薬の先行投与が望ましい（定期使用時は錐体外路症状に注意）
- レスリン・テトラミドは5HT2拮抗作用で、小規模試験ではせん妄への効果あり、依存・錐体外路症状なく、少量では抗うつ剤の副作用もでにくい

※本カードでは、一部の薬剤を除き、薬剤名を「商品名」で表記しています．

Gakken 『せん妄対策 成功への道しるべ』巻頭とじ込みカード

今日の夜からはじめる
一般病棟のための
せん妄対策
成功への道しるべ

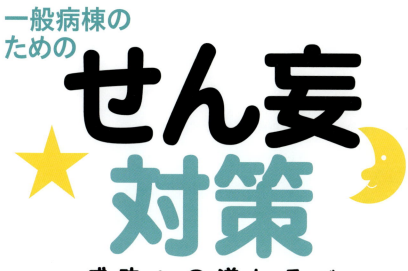
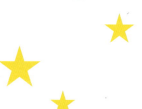

Gakken

著者

山川 宣 YAMAKAWA SEN

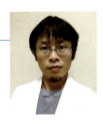

国立病院機構 神戸医療センター
緩和ケア室長
がん相談支援室長 緩和ケア内科医長

2000年信州大学医学部卒業．東京逓信病院（内科系・消化器内科）を経て，東京大学医学部附属病院放射線科（緩和ケア病床含む），聖路加国際病院緩和ケア病棟，六甲病院緩和ケア病棟に勤務．2014年1月より現職．

カバー・表紙デザイン：野村里香
本文デザイン・DTP：児島明美，センターメディア
本文イラスト：キリイラストレーション

●本書は，『月刊ナーシング』2015年12月号（Vol.35 No.14）特集「だれも教えてくれなかった 一般病棟でのせん妄対策」（p.7～56）に大幅加筆し，再構成したものです．

はじめに

せん妄ってたのしい！
～せん妄対策を進めた，ある病棟の１年前と今～

ある病棟の事例から～夜勤看護師の長い夜～

ある夜の外科病棟――．

前日，骨折の手術をした85歳・男性の山田さん．ちょっと頑固な性格で，手術前からときどき強い口調で話すことがありました．認知症はありません．今日の昼間は，手術の疲れか，ぼんやりしていることが多かったと申し送りを受けています．

夕食で配膳を行った際も，食堂のご飯がまずいと怒っていました．今日の夜勤担当看護師である佐藤さんは，「夜，大変だったら困るなあ」と思いました．

◎

就寝時間を過ぎましたが，山田さんは予想通りなかなか眠れないようです．テレビをつけていましたので，「同室の方に迷惑なので，もう今日は休みましょう」と佐藤さんは言いました．すると山田さんは，「なんでテレビを見ちゃいけないんだ．ニュースをチェックしなきゃならないんだ．仕事で必要だから大事なんだよ」と，お怒りの様子でした．刺激してはいけないと思い，佐藤さんはイヤホンを使うことのみを促して，ニュースが終わるのを待ちました．

◎

ニュースが終わってからしばらくしても，山田さんはやはり寝ていません．22時半を過ぎたので，不眠時指示のゾルピデム(商品名：マイスリー®)を使いました．いったん入眠しましたが，1時に病室に行くと，ベッドから起き上がろうとしています．点滴のラインも引っぱられています．

「山田さん！　点滴があるので起き上がらないでください！」

佐藤さんはあわてて山田さんを止め，座らせようとしました．

「離せ，なにをする．仕事に行くんだから！」と山田さん．佐藤さんはなんとかなだめようとしましたが，うまくいきません．

ナースコールでほかの夜勤看護師をよび，不穏時指示のヒドロキシジン0.5A(商品名：アタラックス®-P)を投与しました．しかし，すこしぼんやりしましたが，よけい興奮が増したようです．さらに，ハロペリドール1A(商品名：セレネース®，リントン®)の指示が出ていましたので投与しましたが，寝てくれません．やむを得ず，手足の抑制を行い，点滴を死守しながら朝を迎えました．

「はぁ，今日も大変だったな」．申し送りのあと，ぐったりと疲れを感じた佐藤さんでした――．

せん妄対策 成功への道しるべ　3

せん妄対策を始めました

　この事例は，看護師の皆さんにとって決して珍しくはない，身近な場面ではないでしょうか．
　私が緩和ケア病棟から一般病院へ転勤になったとき，精神科の医師は週1回の外来のみで，組織立ったせん妄対策はありませんでした．現実問題として，夜間不穏時の指示はあまり有効に機能しておらず，看護師さんたちは，安全のために身体抑制に頼らざるを得ない状況でした．
　せん妄が多い緩和ケアの患者のためにも，精神科医でもない私でしたが，院内せん妄対策を始めることにしました．非がん疾患・術後で回復していく人など，緩和ケア病棟とは違う患者さんが相手で，まさに暗中模索，不安も多い道でした．そのなかで，緩和ケア病棟での経験をもとに，一般病棟の現場に合う形を必死で考えていきました．
　さて，では1年後にこの病棟はどうなったでしょうか．病棟の「その後」を見てみましょう．

せん妄対策を進めてみたら〜ある病棟の1年後〜

　ある日，せん妄チームに1本の電話が入りました．
　「○階病棟です．本日入院された田中さん，82歳で大腿骨骨折．緊急入院で，明日手術です．認知症とはいわれていませんが，入院してからすこしちぐはぐなところがあって，ちょっと今晩あやしいです．また，ブロチゾラム(商品名：レンドルミン®)を持参されています．今夜の指示はどうしましょうか？」

◎

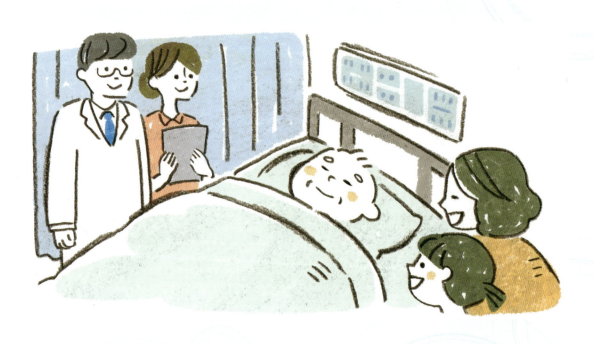

せん妄チームの私は主治医と相談して，指示は「夕食後トラゾドン（商品名：レスリン®，デジレル®）1錠，不眠時同量追加（4錠まで）」としました．ブロチゾラムは半錠にして継続することにしました．

さて，その日の夜，夕食後にトラゾドン1錠を内服しましたが，21時，田中さんはまだ寝ていないようです．また，ちょっとそわそわしています．そこで，その日の夜勤担当看護師の鈴木さんは，トラゾドンを追加で1錠，23時にさらに1錠追加しました．

◎

田中さんはよく眠って，翌朝覚醒も良好でした．手術後も，トラゾドンを1日2〜3錠内服することで，特段せん妄も悪化せずに，リハビリを行い，退院していきました．私は初日に相談を受けただけで，あとは病棟の看護師さんが苦もなく対応を行っておられました．

実践が変わった・病棟が変わった！

せん妄対策を始めて約3年間，これまで600名以上のせん妄患者に携わりました．そして今の私とせん妄チームのメンバーは，「せん妄対策って楽しいね」と思えるようになっています．

なぜなら，事例でお示ししたように，これまで「暴れているので身体抑制」「効きもしない不眠時指示のハロペリドール」が主流だったのが，今では看護師さんと「ああ，この薬を○時に飲めばたぶん大丈夫だね」と共通認識できたり，「○○さん，手術のあとせん妄になると思うんです．というより，すでにせん妄が始まっていると思います」と看護師さんのほうから術前相談をしてくれます．

また，医師の指示薬も大きく変わってきました．緩和ケアチームとは縁遠かった診療科・病棟とのつながりも増えました．そしてなにより，患者さんから「幻覚が怖かったけど，誰にも言えなかった．おかげで眠れるようになった．ありがとう」と言われるようになりました．

◎

ようこそ，「せん妄対策」の世界へ．本書では，精神科医が常駐していない一般病院で，精神科ではない医師と看護師が経験したせん妄対策を，皆さんと共有できればと思います．

さあ，「誰にでもできる」せん妄対策を始めてみましょう．なにより，苦しいせん妄の体験をしている患者さんのために！

2017年1月

山川　宣

本書の特徴と使い方

看護師の日常の動きに沿った「実践しやすい」せん妄対策

　はじめにお断わりしておきますが，この本は，専門的な視点での「せん妄治療の教科書」ではありません．そうした本はこれまでにもたくさんある……，でも，この本を手に取ったあなたは，「せん妄で"ふだん"困っている」のではないでしょうか．なぜ現場がこんなに苦労しているのか，この本ではこの点を考えていきます．

重視するのは現場の流れに沿ったせん妄"対策"

　本書の構成は，看護師を中心とする医療者がせん妄に出会い，実際に何をすればよいかの流れを重視しています．そのため，一般的な書籍と異なり，基本知識（Part1，p.13〜）のあとに，いきなり薬の話（Part2，p.29〜）が出てきます．
　診断して，原因を調べて，治療して，そのうえで対症療法という教科書的な治療の流れとは異なり，実際の臨床は下の図のように流れ，「診断→原因治療」は翌朝以降に行われることが多いと思います．ですから，診断をまず勉強したい方は，順番を変えて読んでみてもよいかもしれません．

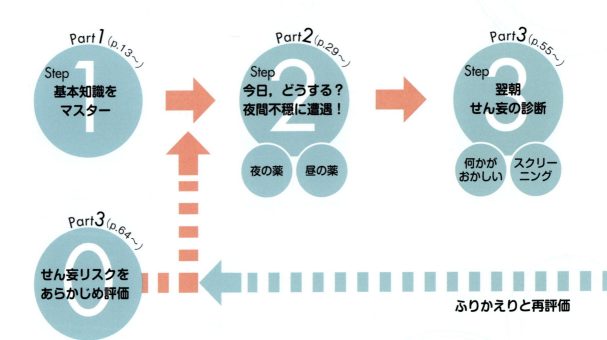

"せん妄治療"と"せん妄対策"は異なる

　とくに意識しているのは,「"せん妄治療"と"せん妄対策"は異なる」ということです．そのため,せん妄治療で教科書的に挙げられていることと,この本での優先順位や内容が異なることがあります．

　この本は精神科に相談できない環境,あるいはせん妄やせん妄に対する薬に不慣れな方でも,この後すぐに使える内容を重視しています．さまざまな本に書いてあることを行ってもうまくいかないと感じているかもしれませんが,あたりまえですが初心者でも使える内容とプロのための上手な方法は,違うのです(p.22～,肉屋と八百屋のお話参照).

　なお,巻頭および巻末のとじ込みカード(神戸医療センター「入院せん妄初期対応ガイド」および「入院患者せん妄ケアガイド」)は,実際に神戸医療センターのせん妄対策で使用しているものです．特徴と使用方法はp.8からの「巻頭・巻末とじ込みカードの特徴と使いかた」を参照ください．切り取って白衣のポケットに入れてみるのもよいでしょう．本文中でも触れていますので,参照してみてください．また,筆者のホームページ(http://せん妄.jp)からも,本書の内容についてのお問合せ,せん妄パンフレットのダウンロードができます．

- 本書の症例に登場する人物名は,すべて架空のものです．症例は実際の臨床経験に基づきますが,複数の症例を合成したり,病名・年齢・経過などの一部を変更するなどしてあります．
- 薬剤については,保険適用外の使用方法が数多く記載されています．これは,せん妄に対する保険適用が認められていなかったり,本来は睡眠目的の薬ではなくても,作用機序からほかの薬剤より安全に使用できると考えられるものなどがあるからです．そのため,本書に登場する薬剤の実際の使用にあたっては,医師の指示のもと,適応外使用についてはご本人・ご家族などとも十分にご相談いただきますよう,お願い申し上げます．

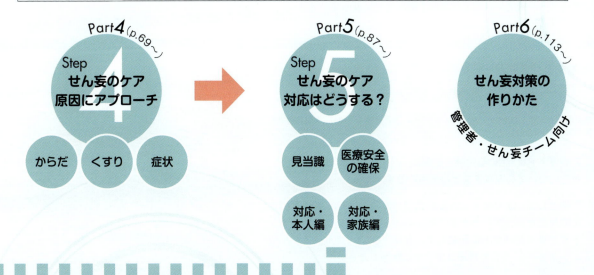

せん妄対策 成功への道しるべ

切り取って使える！持ち歩ける！
巻頭・巻末とじ込みカードの特徴と使いかた

巻頭とじ込みカード
入院せん妄初期対応ガイド

神戸医療センター 緩和ケア室／せん妄チーム「神戸医療センター 入院せん妄初期対応ガイド 治療編 ver.2.1」より

- このガイドは，入院せん妄患者への初期対応として治療（薬剤）に焦点を当てたものです．どんな医療者がどのような場面で使用しても安全性が高くなることを主眼に作成しています．
- 過量・長期使用になりがちなハロペリドールの使用量を抑えること，ベンゾジアゼピン系の睡眠薬を最小限にして一般病棟でも使いやすくしていることなどが特徴です．
- 鎮静効果よりも安全性を優先した部分がありますので，より有効性の高い，あるいは慣れた薬剤の使用を制限するものではありません．それぞれの施設・状況に合わせてご使用ください．
- せん妄診療の特性上，保険適用外の用法用量が含まれています．実際の使用に際しては，医師と十分な相談をお願いいたします．それぞれの薬剤使用についての解説は本文中に記載しています．
- このガイドは実際に神戸医療センターで使用しているものですが，薬剤名の表記は変更しています．本カードでは，利便性を考えて，一般名ではなく代表的な商品名で記載しています．

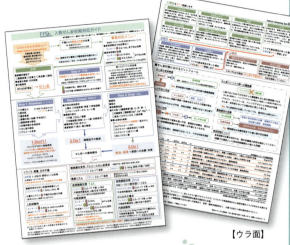

【オモテ面】　【ウラ面】

切り取り線から切り離し，3つ折にしてご活用ください．

巻末とじ込みカード
入院患者せん妄ケアガイド

神戸医療センター 緩和ケア室／せん妄チーム「神戸医療センター 入院患者せん妄ケアガイド」より

- このガイドは，主に看護師を対象に，せん妄の発見，およびケア・対応についての要点をまとめたものです．
- 特徴として，より早くせん妄に気づけること，せん妄の原因とその対応が具体的にわかること，コミュニケーションのポイントなどをコンパクトに記載しています．DST（せん妄スクリーニングツール）などの詳細は本文をご参照ください．
- このガイドは，神戸医療センターで利用しているものをそのまま掲載しています．

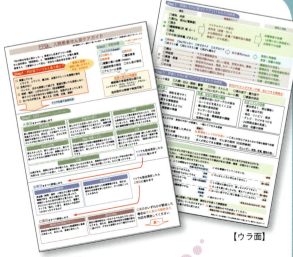

【オモテ面】　【ウラ面】

切り取り線から切り離し，3つ折にしてご活用ください．

CONTENTS

今日の夜からはじめる・一般病棟のための
せん妄対策 成功への道しるべ

Part 1 ３分でわかる！せん妄って，なに？ ………… 13
～まずは基本概念をおさえよう～

せん妄は「からだの病気」と心得よう……………………………… 14

せん妄は「急性で続発性の脳機能障害」…………………………… 15

「せん妄は意識障害」とはどういうことか………………………… 17

せん妄の原因，対応，ケアの基本的な考えかた………………… 18

なぜ，せん妄への対応が「うまくいかない」のか？…………… 22

「理想的な」せん妄治療とは………………………………………… 24

現場で起こっていること　～せん妄治療の"死角"～…………… 25

Part 2 夜間の薬の使い方の実際 ………………… 29
～いま困っています．今日の夜，どうする？～

「薬剤使用の前に原因を考える」とはいうものの……………… 30

５つの作用を知れば，せん妄の薬がみえてくる………………… 31

せん妄への薬剤使用，原則をおさえておこう………………… 35

実際の薬の使い方　～実践しやすい方法とは～………………… 41

「日中に適した薬」はどう選ぶ？………………………………… 52

Part 3 「何かがおかしい」が出発点 ……………… 55
～せん妄に気がつく～

なぜ，早くせん妄に気がつかなければならないのか………… 56

Step1 せん妄のスクリーニング方法　SQiD　～たった１つの質問でOK！～………59

せん妄と認知症の違いはどこにあるのか………………………… 60

Step2 せん妄のスクリーニング方法　DSTを使ってみよう……… 62

Step0 せん妄予防はハイリスク群の同定から…………………… 64

せん妄対策 成功への道しるべ　**9**

Part4 せん妄へのケア ············ 69
~すべては安心のために！~

せん妄ケアの目標　~苦しい体験からくる不安を和らげる~ ············ 70

Step3 評価とそれに基づくケア(1)　**からだの状況**を評価する ············ 71

Step3 評価とそれに基づくケア(2)　**まわりの状況**をチェックする ············ 78

Part5 事例で復習！ ············ 87
~こうすればうまくいく 動きかた・考えかた~

事例1 高齢患者の術後せん妄にトラゾドンを使い改善 ············ 88

事例2 内服不能：ハロペリドールとプロメタジンで改善した例 ············ 91

事例3 治療薬からトラゾドン→クエチアピンに変更 ············ 93

事例4 睡眠薬内服患者でロラゼパムに変更し，トラゾドンと併用 ············ 96

事例5 術後せん妄?! 実は尿路感染 ············ 99

事例6 昼間のせん妄：抑肝散，アリピプラゾール ············ 102

事例7 アセスメントツールを使って予防的に介入した例 ············ 105

事例8 パーキンソン病で術後せん妄を発症　~前編~ ············ 107

事例9 パーキンソン病で術後せん妄を発症　~後編~ ············ 110

COLUMN

①せん妄の疫学 ············ 19

②せん妄の診断基準と分類 ············ 20

③抗精神病薬の憂うつ ············ 23

④"正しい治療"から，現場の実情に
合わせた"対策"へ ············ 28

⑤ハロペリドールの今昔 ············ 38

⑥睡眠薬の夕暮れ ············ 42

⑦新しい敗血症の基準 qSOFA ············ 58

⑧さまざまなせん妄のスクリーニングツール ············ 66

⑨呼吸苦への3大薬物療法：MST ············ 76

⑩声かけのむずかしさ・大切さ
~ある夜のできごと~ ············ 82

Part 6 せん妄対策の作りかた ·························· 113
～われわれの経験から～

これだけの**成果**が上がりました！
～国立病院機構 神戸医療センターの実践から～·····················114

せん妄「**治療**」とせん妄「**対策**」の違い　～われわれが意識したこと～··············115

行動変容につながる対策の２要素　～せん妄対策の「北風と太陽」～·················117

せん妄対策の**大きな目標**とは　～"メビウスの環"から抜け出す太陽作戦～··········118

せん妄対策が進む５ポイント　～看護師へのアプローチ～······················120

　ポイント①　評価ツールに**こだわらない**····························120

　ポイント②　薬は**繰り返し使用**する·······························122

　ポイント③　「年のせい？」**いいえ，せん妄です**·······················122

　ポイント④　**主治医とのコミュニケーション**は積極的に····················123

　ポイント⑤　**家族とのコミュニケーション**も積極的に·····················124

せん妄対策が進む５ポイント　～医師へのアプローチ～·······················125

　ポイント①　**糖尿病禁忌・腎代謝の薬**は第一選択から外す··················126

　ポイント②　**呼吸・循環動態**には十分な配慮を·······················127

　ポイント③　**「指示」の工夫**で確実な効果を上げる·····················127

　ポイント④　ハロペリドール・ベンゾジアゼピンを**制限**する·················129

　ポイント⑤　採血・採尿などの**検査を繰り返し促す**····················129

はじめに···3

本書の特徴と使いかた··6

巻頭・巻末とじ込みカードの特徴と使いかた·····························8

索引···132

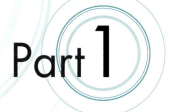

3分でわかる！
せん妄って，なに？

~まずは基本概念をおさえよう~

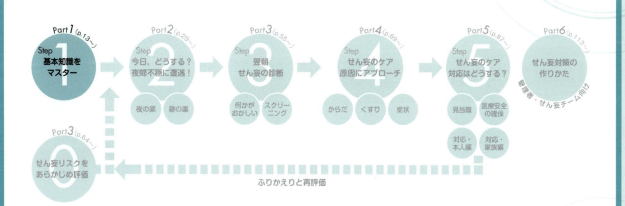

せん妄は「からだの病気」と心得よう

👨‍⚕️ これから，せん妄について考えていきますが，本書では，看護師の松本さんのご意見も伺いながら一緒に進めていきましょう．

👩 よろしくお願いします．
医療安全管理室でせん妄対策をする立場になったのですが，せん妄って，よくわからないですよね．入院患者では認知症がある方もたくさんいますし，当院には精神科の医師がいません．それで「せん妄対策」といわれても……．

👨‍⚕️ そうですね．せん妄というと，「精神科の先生をよばなきゃ」「せん妄自体がよくわからない」「患者さんが言うことを聞いてくれなくて困る」「薬が効かない」といった声がよく聞かれます．最近はせん妄対策チームも増えましたが，精神科の医師がリーダーとなって行われることが多いですね．
でも，そもそもせん妄は「精神科の病気」ではなく，「からだの病気」なんですよ．

👩 え？！ でも，せん妄患者でみられる幻覚や，おかしなことを言ったり，暴れたりというのは，ほとんど認知症と同じだと思うんですけど……．

👨‍⚕️ そう．「言うことを聞いてくれない」となると，本当にどうしてよいかわからなくてお手上げですよね．とくに「精神科の病気」というイメージがあると，一般診療科ではつい苦手意識が先に立ちます．でも，「からだの病気」ですから，本来は一般病棟が"専門"なんです．それをこれから見ていきましょう．

POINT!
・せん妄は「からだの病気」．脳の病気である認知症とは根本的に異なる．
・治療の主体は精神科ではなく，からだを診る一般診療科！

● 本書のナビゲーター ●

山川先生
[緩和ケア内科 医師，せん妄チーム]

松本さん
[医療安全管理室 看護師，せん妄チーム．看護師歴8年]

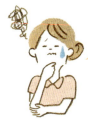
せん妄は精神疾患？？

いえいえ，せん妄は「からだの病気」です．

3分でわかる！ せん妄って，なに？ **Part 1**

せん妄は「急性で続発性の脳機能障害」

さあ，せん妄の正体を暴いていきましょう！
　せん妄を一言であらわすと「急性で続発性の脳機能障害」，さらにいうと「意識障害」です．

？？

"続発性（ある病気に関連して発生する病気や症状）"ということは，基本的に原因となるからだの病気があります．決して脳の病気ではありません*．

　図1をみてください．土壌（＝からだ）がおかしくなったら，幹（＝脳幹・意識）がおかしくなりますね．これがせん妄の正体である「意識障害」です．幹に異常が生じれば，枝や葉（＝大脳など・高次機能）もそのままではいられません．これにより「脳のあちこちがうまく働かない」状態になり，精神症状があらわれます．

　それに対して，枝や葉の病気で脳がうまく働かないのは，統合失調症，うつ病や認知症などです．外からみると，枝葉が目立つので一見同じようにみえてしまうのです．

なるほど……．

*脳の外傷・腫瘍・脳出血などの器質的疾患が原因で，せん妄が引き起こされることはあります．

からだの原因があって，その連鎖で結果として精神にも症状が出てくる，そのことを忘れないでください．

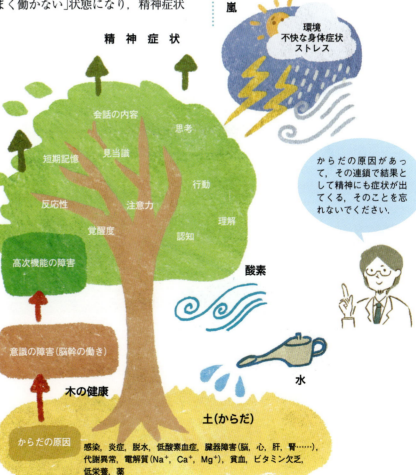

図1　せん妄は「からだの病気」

せん妄対策 成功への道しるべ　15

🧑‍⚕️ まだまだ他人事だと思っていますね．松本さん，せん妄になったことはありますか？

👩 ありません！

🧑‍⚕️ このあいだ，懇親会で酔っ払っていたじゃないですか．あれはアルコール（薬）で脳の機能が不十分になって意識がおかしくなるから起こるんです．つまり，せん妄です．

👩 ええっ？

🧑‍⚕️ 風邪で頭がぼんやりして考えがまとまらなかったり，日中ウトウトすることがありますね．それも，ほとんどせん妄です．

👩 そういわれると，イメージがすこし変わります．つまりせん妄は，誰でも経験するような身近な存在なんですね．

🧑‍⚕️ ところで，せん妄に対して「夜の変な行動を覚えているからせん妄ではない」「説得が効くからせん妄ではない」「家族の言うことは聞くからせん妄ではない」など，現場の看護師が"診断"しているのをよく聞きます．

👩 ええ，申し送りでもそうですよね．

🧑‍⚕️ でも，たとえば先ほどの酔っ払いの例からいうと，「覚えているから」「家族の言うことは聞くから」といって酔っ払っていない……わけではありませんよね．皆さんも多くがその気持ちを実際に体験していますし，日常生活でもきちんと対応しているはずなんです．

　からだの原因があって，その連鎖で結果として精神にも症状が出てくる，この順番は忘れないでください．不安だから，精神的ショックがあったから，入院したからなどの理由で，意識障害になるわけではありません．

酔っ払いだって"せん妄"ですよ．

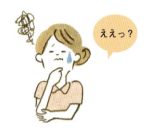

ええっ？

せん妄の定義に照らし合わせても，完全に「アルコールによる薬剤性せん妄」です．

「せん妄は意識障害」とはどういうことか

 では、「せん妄は意識障害」とはどういうことでしょうか？

 意識障害といってもいろいろありますが，せん妄でよく取り上げられるのは主に「覚醒度」「注意力」「認知」です．電球でたとえてみましょう（**図2**）．

覚醒度は，電球の「明るさ」です．「意識が明るい＝しっかり起きている」「暗くなる＝眠り／昏睡に近い」ですね．皆さんがよく想像する意識障害は，これではないでしょうか．JCSやGCSなどで判定されるのも，この覚醒度の意味合いが多いですね．

 ええ，それはよく使います．

注意力は，「光を当てる範囲」です．周囲全体に注意を払うときは光が当たる範囲が広くさまざまなことが見えていますが，目の前の人に集中するときなどは狭い範囲に光を当てています．この使い分けがうまくいかないと，1つのことに固執したり，点滴に気がつかないまま歩いてしまったりします．酔ってグラスを倒してしまうのも同じですね．せん妄ではとくにこの注意力の障害の有無が重視されますので，覚えておいてください．

認知は，電球の「色」です．うまく認識できていないと，赤い光が当たっているのに青く見えたりします．病院にいるのに会社にいる気がしてしまったり，天井の模様が虫に見えたりするのも同じですね．

なるほど，せん妄の症状そのままですね．細かく分けてみるとよくわかります！

POINT!
- せん妄は意識障害．とくに注意力障害が重要です．

Memo
- JCS（Japan Coma Scale, ジャパン・コーマ・スケール）：I-1，III-300など，9段階で評価する．
- GCS（Glasgow Coma Scale, グラスゴー・コーマ・スケール）：E（開眼），V（発語），M（運動）の3項目について，15点満点で評価する．

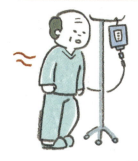

とくに「注意力」に注意が必要です．

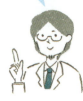

■ 覚醒度（電球の明るさ）

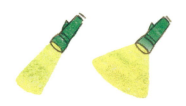
■ 注意力（光を当てる範囲）

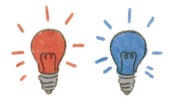
■ 認知（電球の色）

図2　せん妄の意識障害：覚醒度，注意力，認知

せん妄の原因，対応，ケアの基本的な考えかた

先ほどの図1（p.15）はせん妄の特徴をおおよそ表現していますが，せん妄の原因もこの図で整理できます．

木の生育に必要な土壌が悪くなったり，水分が途絶えると（直接因子），どうやっても木は朽ち果ててしまいます．それだけでなく，嵐が起こっていれば枝葉が飛ばされてしまいます（誘発因子）．また，もともと木が弱っていれば当然これらの状況に耐えにくくなります（準備因子）．

教科書でよくみるせん妄の原因も，このようにイメージするとわかりやすいですね．

POINT!

- せん妄の原因は，直接因子（＝土壌悪化：からだの原因・薬）
  誘発因子（＝環境など：水分，酸素，日内リズム，ストレス，不快な症状）
  準備因子（＝木自体の健康：年齢，基礎疾患など）

植物も同じ生物ですからね．また，せん妄を精神症状だと思うと身がまえてしまいますが，「酔った人への介抱」ならできそうな気がしてきますね．せん妄の対応・ケアって，意外とふつうのことなんですよ．

せん妄の治療で大事なのは，「なぜ土壌が悪くなったのか」です．土壌が悪くて幹が弱っているのに，枝や葉への薬（抗精神病薬）でなんとかしようというのは，無理な相談です．土壌＝からだの専門家が，しっかり診療するのが本筋です．

せん妄の原因はケアにも密接にかかわるので，Part 3（p.55〜）やPart 4（p.69〜）でもう一度触れますが，基本的には「からだのせいで脳も調子が悪い」と理解してください．

術後や肺炎で体調が悪い，食欲がないのはあたり前ですものね．それと同じ感覚で，脳も調子が悪い，ということですね．

POINT!

- せん妄は，「身体状況のせいで脳細胞も調子が悪い」ととらえよう！

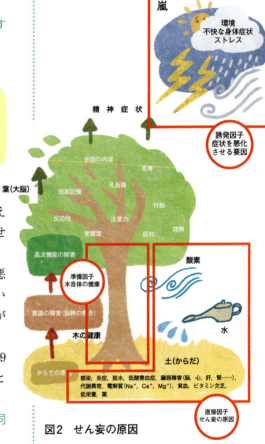

図2　せん妄の原因

Part 1 3分でわかる！ せん妄って，なに？

COLUMN1

せん妄の疫学 Advance

　どのくらいの人がせん妄になるのか，予後はどうなのかを見ていきましょう（**表**）．

　報告によってさまざまですが，入院患者のおおよそ10〜40％程度とされています．術後ではおおよそ半数，ICUでは7〜8割となり，末期でも80％以上がせん妄を発症します．しかし，これらの多くは診断されていないのが現状です．

　一方，せん妄の予後に与える影響にもさまざまな研究があります．せん妄を発症した場合には，明らかに死亡率自体の上昇がみられ，高齢者では22〜76％が死亡するとの結果もあります．また，改善し退院した高齢者でも1年以内に30％が死亡し，ICU退院後には1年後でも認知機能障害が高率に残存するとの報告もあります．

　つまり，せん妄は「精神的ストレス・環境変化で混乱」というありがちな観念とは異なり，脳機能障害を及ぼすほど全身疾患が重篤な状況であり，改善しても長期にわたる後遺症が出てしまう緊急事態といえるでしょう．

　そのため，せん妄を発症するほどの全身疾患があるかどうかの早期の見きわめ，原疾患の治療が確実に行われる医療安全の確保が何よりも大切になります．

表　せん妄の疫学

せん妄の発症率	
入院患者	10〜30％ [1]
入院高齢者	10〜42％ [4]
外科手術後	51％ [1]
ICU	19〜82％ [2] 70〜81％ [3]
認知症	56％ [2]
終末期	80％ [1]
予後	
せん妄を発症した高齢者の死亡割合	22〜76％ [1]
6か月以内に死亡する患者の割合	25％ [1]
改善し退院後12か月以内に死亡する割合（65歳以上）	30％ [5]
内科ICUでせん妄を発症した患者	退院後12か月以内に71％が認知機能障害 [6]

文献1)-6)を元に作成

Column1の引用・参考文献
1) 日本精神神経学会監訳：せん妄 米国精神医学会治療ガイドライン．医学書院，2000.
2) Inouye SK, et al.：Lancet, 383（9920）：911-922, 2014.
3) Pisani Ma, et al.：Cognitive impairment in the intensive care unit. Clin Chest Med, 24（4）：727-737, 2003.
4) 日本総合病院精神医学会 せん妄指針改訂班（統括：八田耕太郎）編：増補改訂 せん妄の臨床指針　せん妄の治療指針　第2版　日本総合病院精神医学会治療指針Ⅰ．星和書店，2015.
5) McCusker J, et al.：The course of delirium in older medical inpatients: a prospective study. J Gen Intern Med, 18（9）：696-704, 2003.
6) Girard TD, et al.：Delirium as a predictor of long-term congnitive impairment in survivors of critical illness. Crit Care Med, 38（7）：1513-1520, 2010.

せん妄対策 成功への道しるべ

COLUMN2

せん妄の診断基準と分類　Advance

●せん妄の診断基準

せん妄の診断基準は，DSM-5（表1），ICD-10（表2）の2つが主に使われます．すこしむずかしい言葉で書かれていますが，読むとおおよその雰囲気はつかめるのではないでしょうか．

せん妄は意識障害であることを強調しましたが，両方の診断基準にもあるとおり，せん妄においてはとくに注意力の障害が重視されています．「話していて，なんとなく集中できていない」「視線が合いにくい」「話題が飛んでしまう」などの症状が出ます．どう

やってせん妄を見つけるか，具体的なスクリーニングはPart3（p.55 ～）でみていきます．

●せん妄の分類

本書ではあまり深くは触れていませんが，せん妄は症状によって分類されます（表3）[1]．

一般に気づかれやすいのは過活動型せん妄です．行動の異常が明らかなので，すこし慣れれば見逃すことはなくなります．一方，低活動型せん妄は「元気がなくておとなしい」状況ですので，非常に気づきに

表1　せん妄の診断基準「DSM-5」

A	注意の障害（すなわち，注意の方向づけ，集中，維持，転換する能力の低下）および意識の障害（環境に対する見当識の低下）
B	その障害は短期間のうちに出現し（通常数時間～数日），もととなる注意および意識水準からの変化を示し，さらに1日の経過中で重症度が変動する傾向がある．
C	さらに認知の障害を伴う（例：記憶欠損，失見当識，言語，視空間認知，知覚）
D	基準AおよびCに示す障害は，ほかの既存の，確定した，または進行中の神経認知障害ではうまく説明されないし，昏睡のような覚醒水準の著しい低下という状況下で起こるものではない．
E	病歴，身体診察，臨床検査所見から，その障害がほかの医学的疾患，物質中毒または離脱（すなわち乱用薬物や医薬品によるもの），または毒物への曝露，または複数の病因による直接的な生理学的結果により引き起こされたという証拠がある．

日本精神神経学会（監修），高橋三郎，大野 裕（監訳）：DSM-5 精神疾患の分類と診断の手引．医学書院，2014．より引用

表2　せん妄の診断基準「ICD-10」

以下のいずれの症状も，軽重にかかわらず存在しなければならない	
a	**意識と注意の障害** 意識は混濁から昏睡まで連続性があり，注意を方向付け，集中し，維持，そして転導する能力が減弱している．
b	**認知の全体的な障害** 近くのゆがみ，視覚的なものが最も多い錯覚および幻覚．抽象的な思考と理解の障害であるが，一過性の妄想を伴うこともある．即時及び短期記憶の障害を伴い，失見当識を示す．
c	**精神運動性障害** 寡動あるいは多動で，予測不能な変化を示す．反応時間の延長．
d	**睡眠－覚醒周期の障害** 不眠あるいは睡眠・覚醒周期の逆転
e	**感情性障害，たとえば抑うつ，不安あるいは恐怖，焦燥，多幸，無感情あるいは困惑**

融道男ほか監訳：ICD-10 精神および行動の障害 臨床記述と診断ガイドライン（新訂版）．医学書院，2005．より引用

3分でわかる！ せん妄って, なに？ Part1

くくなります．調子が悪い入院患者が元気がなくてぼんやりしているのはあたり前，と考えがちだからです．そのため，低活動型せん妄はその多くが見逃されているとされますが，せん妄の7〜71％，平均で34.4％とされ，過活動型せん妄より多い可能性が指摘されています[2]．

しかし，おとなしいから問題がないわけではありません．日中は低活動型せん妄だった患者さんが，夜には過活動型せん妄になってしまうこともよくあります（混合型せん妄）．日中に気がついておけば，

夜に備えた対策が行えます．

また，せん妄の行動面の重症度からは低活動型のほうが軽症ですが，原因となる身体の状態は低活動型せん妄のほうが悪い場合があります．暴れる元気もないくらい状況が悪いのは，病状としては非常に重度です．ですから，スクリーニングツールによる判定が重要になります（Part3 p.55〜参照）．

表3　せん妄の分類

過活動型	24時間以内に下記2項目以上の症状（せん妄発症前より認める症状ではない）が認められた場合 ・運動活動性の量的増加 ・活動性の制御喪失 ・不穏 ・徘徊
低活動型	24時間以内に下記2項目以上の症状（せん妄発症前より認める症状ではない）が認められた場合．活動量の低下または行動速度の低下は必須 ・活動量の低下 ・行動速度の低下 ・状況認識の低下 ・会話量の低下 ・会話速度の低下 ・無気力 ・覚醒の低下/引きこもり
混合型	24時間以内に，過活動型ならびに低活動型両方の症状が認められた場合

三上克央：せん妄対策のための診断と評価尺度．医学のあゆみ，256：1122-1125, 2016. より引用

Column2の引用・参考文献
1) 三上克央：せん妄対策のための診断と評価尺度．医学のあゆみ，256：1122-1125, 2016.
2) Stagno D, Gibson C, Breitbart W: The delirium subtypes: a review of prevalence, phenomenology, pathophysiology, and treatment response. Palliat Support Care, 2：171-179, 2004.

せん妄対策 成功への道しるべ　21

なぜ，せん妄への対応が「うまくいかない」のか？

🧑‍⚕️ さて，せん妄の"正体"がみえてきたところで，先に進んでいきましょう．ふだん，せん妄で困っていることはなんですか？

👩 下記の不眠時指示がよく出るのですが，患者はまず寝てくれません．どこが間違っているのでしょうか？

不眠・不穏時
1）リスペリドン内用液1mL 1包
2）ハロペリドール（5mg・1mL）1A

リスペリドン
（商品名：リスパダール®）
ハロペリドール
（商品名：セレネース®，リントン®）

🧑‍⚕️ 決して間違ってはいないと思いますよ．たとえば，そのような対応は他書の解説でもみられますね[1)2)3)]．

👩 ほんとうですね……．

🧑‍⚕️ ただ，うまくいかないということは，推奨されている治療が現場の実情には合っていないのかもしれません．

こうたとえてみましょう．肉屋さんには，すばらしい肉が売っているのは当然ですね．では，すばらしい肉とは？

👩 やっぱり神戸牛の霜降り！でも最近は，あっさりした赤身も人気ですね．

🧑‍⚕️ そうそう，お客さんのニーズに合った産地や部位を用意しますよね．繊細なお肉の品質管理などもしっかりしていると思います．でも，もし八百屋さんに「最上級の神戸牛をください」と言ったら？

👩 無理でしょう！そもそも，肉を買うのに八百屋さんに行く人はいません．

🧑‍⚕️ そうですね．でも，これがせん妄治療の現状です．

精神科を肉屋とたとえてみましょう．よく教科書に取り上げられているのは，実は抗精神病薬の専門的な使い方など「高級肉はこう扱う」といった内容です．でも，それを扱うのは一般診療科の医師や非精神科病棟の看護師，つまり八百屋です．

👩 確かに，精神科の薬というと，よくわからないというのが正直なところです．

🧑‍⚕️ せん妄はすべての診療科で遭遇するので，「うちは八百屋だよ！」と言って無視するわけにはいきません．ですが，高級肉は無理でも「今晩の肉野菜炒めの豚肉」くらいは用意ができるかもしれません．でも，"ふだん使いの豚肉"の教科書って，なかなかないですよね．

👩 それがこの本のねらいなのですね？

繊細なお肉はプロに任せて！

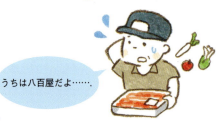

うちは八百屋だよ……．

抗精神病薬とは
抗精神病薬は，幻覚・妄想・興奮などの精神病状態に使われる薬剤です．ハロペリドール，リスペリドン，クエチアピン（セロクエル®）などがあります．

はい．エビデンスや詳しい知識は専門的な教科書で学んでいただくとして，この本では「最高級肉ではないけれど，その日の晩ご飯には手軽でおいしい肉野菜炒めができる」，そんな実践策を提案していきます．

次からは，よくあるせん妄治療がなぜうまくいかないと感じられるのか見ていきましょう．

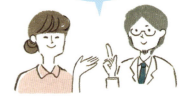

"ふだん使い"のせん妄対策を提案していきますよ！

POINT!

- 八百屋（一般診療科）に，肉屋（精神科）と同じようなことを要求しても無理がある．
- 八百屋には八百屋に合った対策を！

COLUMN 3

抗精神病薬の憂うつ

近年，認知症を合併した高齢者へ抗精神病薬を投与した場合に，死亡率が増加することが相次いで報告されています[4]．そのため，FDA（アメリカ食品医薬品局，日本の厚生労働省にあたる）からの注意勧告が行われ，高齢者への投薬ガイドラインでも投与を控えるべきとなりました[5]．

しかし，せん妄には一般的に抗精神病薬が第一選択となります．「抗精神病薬には死亡率上昇のリスクがあるが，せん妄による医療安全確保のために使用します」という同意書が必要ともいわれますが，このような同意書を全例にというのは現実的ではなく，第一選択薬なのに，とも思います．加えて，抗精神病薬による嚥下機能低下のリスクも，誤嚥性肺炎につながる危険な副作用ですが，意外と見過ごされています．

これらを考慮し，本書では抗精神病薬を必要最小限の使用にとどめるような工夫を紹介しています．

せん妄対策 成功への道しるべ　23

「理想的な」せん妄治療とは

　八百屋でできることをめざすとは言っても，ある程度の知識は必要です．まずは理想的な薬物治療を見てみましょう．

せん妄の"正しい""理想的な"薬物療法

内服主体で注射は限定的 ➡ 原疾患治癒，抗精神病薬やベンゾジアゼピン系薬剤への習熟，副作用管理が前提

内服（非定型抗精神病薬主体）	注射・初期鎮静
クエチアピン　リスペリドン	ハロペリドール注0.5~2A ± 注射ベンゾジアゼピン

　これらは，よくみる薬ですね．

　最近はクエチアピン，リスペリドンなどが使われることが多いです．クエチアピンは錐体外路症状が少ない非定型抗精神病薬で，眠気を催す作用もあるので，とくに推奨[6]されています．

　でも，入院患者で高齢だと，肺炎や術後で薬を飲めないことが多いです．暴れて言うことを聞いてくれないこともありますし．

　ですから，初期鎮静や第一選択としては「不穏時 ハロペリドール注 1A」というような指示になることが多いですね．効果が不十分な場合は繰り返す．それでも十分に落ち着かない場合は，ベンゾジアゼピン系薬剤，たとえばミダゾラム，ジアゼパムやフルニトラゼパムなどを使用します[1]．

　注射の睡眠薬は，うちの病棟の指示ではみませんね．

　そうです．理想と現実の食い違いの一端が見えてきましたね．
　基本は，抗精神病薬で鎮静を試みたうえでベンゾジアゼピン系薬剤を併用すること，非定型抗精神病薬＝内服が主体になっています．どの教科書でもあまり変わらないのは，現在の最善の治療だからです．

POINT!

- せん妄に対する薬剤の基本は非定型抗精神病薬（内服），やむを得ない場合はハロペリドールを繰り返すか，ベンゾジアゼピン系薬剤を追加して鎮静．

Memo

クエチアピン
（商品名：セロクエル®）

リスペリドン
（商品名：リスパダール®）

ミダゾラム
（商品名：ドルミカム®）

ジアゼパム
（商品名：セルシン®，ホリゾン®）

フルニトラゼパム
（商品名：ロヒプノール®，サイレース®）

Memo

錐体外路症状とは
　錐体外路症状とは，抗精神病薬の代表的な副作用です．筋肉が固まり不活発や無表情になる，体がイライラしてしまうアカシジアなどがあります．
　非定型抗精神病薬は，ハロペリドールのような従来型抗精神病薬に比べて副作用が少ないことが特徴です．

現場で起こっていること
〜せん妄治療の"死角"〜

　さて，せん妄で困っていることをもうすこし詳しく教えてもらえますか？

　夜寝なくて，騒いだり，自己抜針したりということがあります．ハロペリドールやリスペリドンは効かないことが多いです．ヒドロキシジンも今ひとつです．

POINT! 肉屋 vs 八百屋①

- 不眠時指示として，ハロペリドールやリスペリドンが出ている．それらは薬の特性をしっかり理解して使用されるべきものである(肉屋のスキル)．

Memo
ハロペリドール
(商品名：セレネース®，リントン®)
リスペリドン
(商品名：リスパダール®)
ヒドロキシジン
(商品名：アタラックス-P®)

　せん妄治療は寝かすことではありませんが，現場では寝てくれないことがいちばん困りますね．
　さて，後でしっかり触れますが，ハロペリドール，リスペリドンは寝るための薬ではありません．

　ええっ？ いつも出る指示ですが……．

　ハロペリドールの作用は，「①精神症状への効果」「②鎮静」ですが，鎮静作用は非常に弱いのです．鎮静されるくらい多くの量を継続して投与すると，確実に副作用が出てきます．

　それなのに，いつも指示が出されるのはなぜでしょう？ 教科書にも書いてありますし．

　どの本でも書いてあるのは，「ハロペリドールで鎮静するのは，せん妄がひどい初期のみ，その後は内服」という前提だからです．
　また，精神科の医師にとってハロペリドールの副作用は日常的で，使うのに慣れています．しかし，一般科の医師に用量調節，副作用対策など細かな配慮を求めるのは無理があります．なお，ハロペリドール注(1mL・1管)は0.3mLが基本量となります．

　ええっ？ そんな少量で使ったことはありません！

POINT! 肉屋 vs 八百屋②

- ハロペリドールは，注意して使わないと錐体外路症状が出現する．
- こまめな観察と用量調節，副作用対策(肉屋のスキル)が必要．

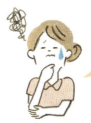

眠ってもらうためによく投与される薬でも，実際には鎮静作用としてはとても弱いものもあります．

えっ，そうなんですか？

たとえばハロペリドールは，鎮静させるまでとなると，とても多くの量を投与することになります．

👩 また，ハロペリドールにベンゾジアゼピン系薬剤を併用するのも標準的ですが，患者が飲めないときには，注射のミダゾラムやフルニトラゼパムになりますね．

👩 注射の睡眠薬は，呼吸抑制などの危険な副作用が怖いです……．

👩 そうですね．だから睡眠薬の代わりにハロペリドールやリスペリドンが，効きもしないのに延々と使われることが多いのです．

現場にはさまざまな診療科や経験年数の医師がいますし，看護師も同様でしょう．新人からベテランまで同じスキルや対応を求めるのは，現実的にはむずかしいことです．

でも，せん妄は目の前の，"今日の夜"の問題です．自主的に専門外のスキルに精通するのは待てません．しかし，「ハロペリドール＋ベンゾジアゼピン系薬剤」は，それが前提になってしまっているんです．

👩 これが「八百屋」に「肉屋」を求めてしまっているということなんですね．

POINT! 肉屋 vs 八百屋③

- 睡眠補助には注射のベンゾジアゼピン ➡ 一般病棟（八百屋）では使いにくい！

👩 でも，ハロペリドールの投与も，短期間なら安全ですよね？

👩 安全なのは，せいぜい数日です[7)8)]．私の経験では，4〜5日で錐体外路症状が出たこともあります．

👩 そんなに短いのですか？でも，誤嚥性肺炎の患者だと1〜2週間は薬は飲めませんし，高齢の患者ではちゃんと薬を飲める方のほうが少ないくらいです．

POINT! 困ること①

- 高齢入院患者の急増 ➡ 誤嚥性肺炎・嚥下能力の低下などで，長期内服できない患者が多くなっている．

👩 確かに，高齢の入院患者が急増して，これまでの常識が通じにくくなっています．この現実にも対応する必要があります．また，薬を飲めたとしてもよく使われる第一選択はクエチアピンです．

ときに松本さん，病棟の全患者の糖尿病の有無を完全に把握していますか？

👩 えーっと，○○さんは糖尿病の薬を飲んでいて，○○さんはカルテの既往

Memo

ミダゾラム
（商品名：ドルミカム®）

フルニトラゼパム
（商品名：ロヒプノール®，サイレース®）

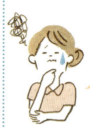

ベンゾジアゼピンの注射は，スキルの問題や呼吸抑制などの副作用も怖いです．

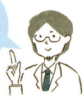

ですから，できるだけベンゾジアゼピンを使わないような工夫が望ましいですね．

Memo

クエチアピン
（商品名：セロクエル®）

26

歴には書いていないけれど，検査値をみるとHbA1cがすこし高い？

　クエチアピンは糖尿病患者では禁忌となりますが，近医で糖尿病治療中の方が初めての病院に緊急入院ということもありえますね．高齢者は糖尿病の有病率が高いので注意が必要です．

POINT! 困ること②

- 高齢入院患者の急増 ➡ 糖尿病の患者数も増加している．糖尿病かどうか把握されていないことも！

内服の第一選択薬のクエチアピンは糖尿病患者では禁忌です．

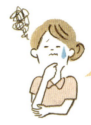
でも，高齢患者さんが多いので糖尿病患者さんも増えています……．

　ここまでみてきただけでも，単に教科書どおりの方法だけでは，私たちのような一般病棟などではうまくいかないような気がします．

　もちろん正しい知識・正しい方法はとても大切ですが，今，目の前の患者に何を・どうするかという話になると，すこし違った視点も必要になるのだと思います．

本書の特徴と使い方～ Part 1（p.6 ～ 27）の引用・参考文献
1) 日本総合病院精神医学会薬物療法小検討委員会編：せん妄の治療指針．星和書店，2005．
2) Valerie Page著，鶴田良介監訳：ICUのせん妄．金芳堂，2013．
3) 上村恵一ほか編：がん患者の精神症状はこう診る　向精神薬はこう使う．じほう，2015．
4) Shcneider LS, et al.：Risk of death with atypical antipsychotic drug treatment for dementia : meta-analysis of randomized placebo-controlled trials. JAMA, 294(15):1934-1943,2005.
5) American Geriatrics Society 2012 Beers Criteria Update Expert Panel: American Geriatrics Society updated Beers Criteria for potentially inappropriate medication use in older adults. J Am Geriatr Soc, 60(4)：616-631, 2012.
6) Okumura Y, et al.：Expert opinions on the first-line pharmacological treatment for delirium in Japan: a conjoint analysis. Int Psychogeriatr, 6:1041-1050, 2016. doi: 10.1017/S10416102215002446
7) 厚生労働省：重篤副作用疾患別対応マニュアル　薬剤性パーキンソニズム．2006．
8) 厚生労働省：重篤副作用疾患別対応マニュアル　アカシジア．2010．
9) 和田健：せん妄の臨床 リアルワールド・プラクティス．新興医学出版社，2012．
10) 小川朝生：自信がもてる！せん妄診療はじめの一歩～誰も教えてくれなかった対応と処方のコツ．羊土社，2014．
11) 卯野木健ほか編：特集 せん妄のすべて．ICNR, 2(1), 2015.
12) 山田宇以編：特集 せん妄−身体疾患としての視点から～多職種チームでサインを逃さず予後の改善をめざす～．Medical　Alliance, 1(2), 2015.

COLUMN4

"正しい治療"から，現場の実情に合わせた"対策"へ

● 医療者の考え方や行動を変えることが「対策」の要点

せん妄は全科共通，"今日の夜"の問題ですから，長期的な視点での正しい知識の普及と，誰でもできる対策は別の次元になります．正しい専門的知識をすぐに行き渡らせることは困難ですので，むずかしい，不都合が生じやすいような対策は，いくら正しくても現場には最適ではありません．

また，「せん妄治療」は患者が対象になり，正しい最善の知識・手法で行うのが必要となります．しかし「院内せん妄対策」は，患者が対象とは限りません．対策を行うのは医療者ですから，医療者の実際の考え方や行動を変えることが対策の要点となります．つまり，せん妄治療と異なり，対象は医療者になるのです．そのため，八百屋さんに肉屋と同じようなことを要求してもうまくいかない，といった点をふまえる必要があるわけです．

●「フールプルーフ」の考えかた

安全対策では，仮に間違っても大きな障害が起こりにくい「フールプルーフ*1」の考え方が大切になってきます．

通常のせん妄治療でのハロペリドールの使用量は短期使用を前提としていますが，病棟では不眠・不穏時指示として入院中に継続されやすく，連用の危険があります．それならば，間違って連用しても大丈夫な量のハロペリドールを投与する，これが安全なせん妄対策です．

注射のベンゾジアゼピンは，施行者が不慣れだと重大な事故が起こりかねないため，極力使用しないような薬剤選択にするのもよいでしょう．

経口の第一選択にされているクエチアピンは，糖尿

> **フールプルーフを取り入れた，安全なせん妄対策の例**
> ● ハロペリドール注は少量(0.3mL)にとどめる
> ● ベンゾジアゼピンは極力使わない
> ● クエチアピンは第一選択にしない

病の禁忌を啓蒙するのも大事ですが，第一選択には禁忌が少ないほかの薬を使ったほうが安全でしょう．

本書で取り上げているせん妄対策(フールプルーフせん妄対策)は，このような考えを推し進めた対策です*2．

●「誰が使っても安全」なせん妄対策を

もちろん，本書で取り上げるのは「ふだん使いの豚肉」レベルの対策ですから，守らなければならない最善の治療方法ではありません．病院によって採用薬も違いますし，「全部は無理でも，この部分は標準的な治療に慣れている」という現場もあるでしょう．しかし，「誰が使っても安全」を軸に組み立てられた本書のせん妄対策の概念は，どの病院・現場であっても使い勝手や安全性が高いものとなっています．

また，本書の構成でほかのせん妄治療の本と大きく異なっている点は，せん妄の診断より薬剤の対策が最初に来ていることです．これは，この本がせん妄治療ではなくせん妄対策を念頭に置いているから，対象となる医療者(とりわけ現場の看護師)が何をすればよいかを考えると，まず困るのは夜の対応だからです．

これらの概念が，ぜひ皆さんの日常業務のご参考になればと思います．

---

*1 フールプルーフ foolproof：直訳すると「愚か者から守られている」ですが(ウォータープルーフは防水)，安全・設計分野では「初心者・慣れていない人が使っても重大な問題が起こらないような安全対策が施されている，誰でも簡単に使える」という意味になります．

*2 神戸医療センターで使用した107例の調査では，83％が対応可能でした．ただ，高齢者が多数を占める一般病棟を主に対象にしているので，若い患者には薬剤の効果として力不足の場合もあります．

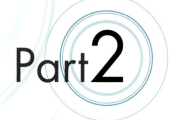

Part 2

夜間の薬の使い方の実際

〜いま困っています．今日の夜，どうする？〜

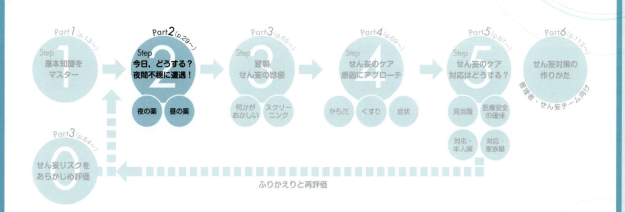

「薬剤使用の前に原因を考える」とはいうものの……

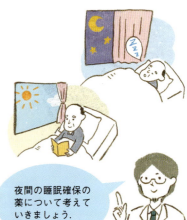

夜間の睡眠確保の薬について考えていきましょう．

😊 さて，いよいよせん妄対策の実際です．夜間の睡眠確保の薬について考えていきましょう．

😊 ちょっと待ってください！いきなり「寝かせる」お話とは．Part1では，「まずは原因を」というお話でしたよね？

😊 せん妄という病気（病態）については，そのとおりです．でも，実際に目の前のせん妄にどう対処していくか，つまり皆さんの行動の流れは別です．皆さん，何に困っていましたか？

😊 夜間の自己抜去とか，暴れるとか……．

😊 深夜，忙しく飛び回っているなかで，医師もいない．そのような状況で「えーっと，医師にせん妄の原因の検査や治療をしてもらって，内服薬を整理して，ダメなら寝る薬を……」とできるでしょうか？

😊 確かに，むずかしいです……．夜が明けても無理ですね．むしろ，単に「不眠時の薬を使って」という指示・対応になりそうな気がします．もう薬も飲んでしまっていますし．

😊 でも，私たちは夜がいちばん困ります．昼間は人手もあるのでなんとかなりますが，夜寝てくれないと，ほかの患者さんまで影響があります．

😊 そのとおりで，現場ではほかの患者の重症度など，さまざまな要因があるので，せん妄の患者にだけ，全力投球でつきっきりというわけにはいきません．夜間の不穏でせん妄がわかることが多いので，対応の順番もそうならざるを得ません．ですから，しっかり夜は寝てもらうのが「今日の対策」です．

もちろん，バイタルサインなど疾患にかかわる変化がないかは，しっかりチェックしましょう．

😊 寝てくれるのはとてもうれしいですが，寝かせるだけというのもやっぱりすこし抵抗はあります．

😊 もちろんです．でも慣れてきたら，いわゆる「正しい順番」で対応できるようになりますよ．「〇〇さん，今晩せん妄になりそうなので，事前の対策を行いましょう」というように．

まずは夜しっかり眠れるように！
慣れてきたら，「正しい順序」で対応できるようになりますよ．

POINT! 院内せん妄対策の順番

①夜間の睡眠確保が安全にできる ➡ 心の余裕ができる．
②対応できるようになると，あらかじめ原因を考えて備えることができる．
③心に余裕があるので，薬や身体抑制に頼りすぎなくなる．

5つの作用を知れば，せん妄の薬がみえてくる

さて，薬の話に入っていきますが，せん妄に使う薬のしくみや違いについてはいかがでしょうか？

正直，どのような薬かといわれても，よくわからないです．

看護師だけでなく，一般科の医師も似たような認識の人が多いですよ．肉屋（精神科）と八百屋（一般診療科）の違いですから，どう使ってよいかわからなくて当然です．ですから，まずはどのような薬なのか，作用からみていきましょう．

せん妄でよく使用される薬は，大きく分けると以下の5つの作用を利用しています（**図3**）．もちろん，これがすべてではないですが，この5つの作用を把握するだけで，たくさんあるせん妄の薬のしくみが，専門家ではない私たちにもよくわかってくると思います．

図3　せん妄の薬の5つの作用

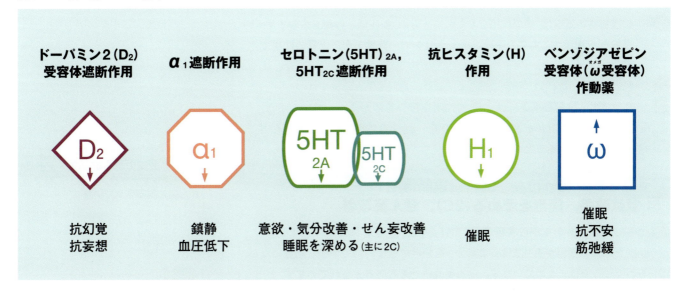

1. ドーパミン2（D₂）受容体遮断作用 ◇D₂：抗幻覚・抗妄想

まずは，ドーパミン2（D₂）受容体遮断作用です．D₂受容体を遮断すると，幻覚や妄想を抑える作用があります．抗精神病薬の中心的な作用となります．

どんな薬があるのですか？

ハロペリドールが代表ですが，それ以外もこの作用を持つ薬はたくさんあります．リスペリドンやクエチアピンなどもそうですね．さらに，メトクロプラミドといった制吐薬にも，この作用があります．

聞いたことがある薬が多いですね．

せん妄においては非常に大切な作用になりますが，一方でドーパミン受容体を強く遮断しすぎると錐体外路症状などの副作用が出てしまいます．とにかく，幻覚・妄想を抑えるんだ，ということは覚えておいてください．

なお，余談ですが，パーキンソン病に使われる薬は，このドーパミン受容体を刺激する方向に働くので，抗精神病薬とまったく逆の作用になります．

だからパーキンソン症状ともいわれる錐体外路症状が，抗精神病薬の副作用となるのですね．でも，パーキンソン病の方がせん妄になったら……．

それは最も複雑な症例なのですが，後で述べることとして，ここではまず受容体の作用の解説を進めていきましょう．

> **Memo**
> ハロペリドール
> （商品名：セレネース®，リントン®）
> リスペリドン
> （商品名：リスパダール®）
> クエチアピン
> （商品名：セロクエル®）
> メトクロプラミド
> （商品名：プリンペラン®）

2. α₁遮断作用 ⬡α₁：鎮静・血圧低下

α₁受容体の遮断は，鎮静作用をもたらす一方で，血圧低下作用も生じます．α₁受容体を刺激する有名な薬はアドレナリンで，興奮・血圧上昇の作用ですね．

その逆の作用なので，興奮ではなくて鎮静，血圧も下がるのですね．

そうです．抗精神病薬にはα₁遮断作用を持つものが多いんです．また，α₂受容体はα₁受容体と反対の作用なので，α₂受容体を刺激する薬剤も実はせん妄に使われることがあります．

> **Memo**
> α₂作動薬であるデクスメデトミジン（プレセデックス®）は，ICUでのせん妄に推奨されています．

3. セロトニン（5HT）₂A，5HT₂C遮断作用 5HT₂A 5HT₂C ：意欲改善，睡眠を深める（2C），せん妄改善

さて，このあたりから本題です．5HT₂Aや5HT₂C受容体遮断は意欲改善，睡眠を深める作用があります．この2つを分けてもよいのですが，煩雑になるのでここではまとめています．せん妄改善効果もあるとされています．

せん妄も抑える作用があって，眠くなるのなら，夜の薬にぴったりということでしょうか．

とくに5HT₂Cはとくにそうですね．5HT₂Aは「非定型抗精神病薬」の特徴で，ちょうどよくD₂受容体を調節する作用があるとされています．5HT₂Aや5HT₂C遮断作用を持つ薬剤には，非定型抗精神病薬（リスペリドン，クエチ

> **Memo**
> 2つの違いについては，「2Cのほうがより睡眠にかかわる」と覚えておいてください．
> 5HT₂Aだけではあまり眠れないようです．

アピン)や抗うつ薬〈トラゾドン(レスリン®, デジレル®), ミアンセリン(テトラミド®)など〉があります.

4. 抗ヒスタミン(H)作用 ：催眠

- 抗ヒスタミン(H)作用は, 聞いたことがあると思います.
- かぜ薬ですね！
- そうです. とはいっても, 分泌抑制(鼻水・痰をおさえる)の作用を今回利用するわけではなく, ヒスタミン受容体のうち, H_1受容体遮断は催眠作用(眠気)が生じます. つまり, 皆さんがよく知っている風邪薬の眠気と同じです.
- 眠らせる目的なら, 睡眠薬でもよい気がしますね.
- それは一理あります. ただ, 睡眠薬をしっかり使おうとすると, 呼吸抑制の問題が出てきます. 病棟でミダゾラム……, どうでしたっけ？
- 怖くて使いたくないです. できれば看護師は触りたくないので, 指示をもらうならシリンジポンプなどで調節がいらないようにしてほしいです.
- ですから, 抗ヒスタミン作用も重要になるのですね. 抗ヒスタミン作用には呼吸抑制がないので, 気にせずしっかり使うことができます. ただ, 催眠作用は脳機能を低下させるため, せん妄の悪化(原因)にもつながるのは同じです.
- その点は注意が必要ですね.

5. ベンゾジアゼピン受容体(ω受容体)作動薬
：催眠, 抗不安, 筋弛緩

- 最後は, ベンゾジアゼピン受容体(ω受容体)作動薬です. これはいわゆる睡眠薬ですね.
- 「ベンゾジアゼピン系睡眠薬」とは違うのですか？
- よいご質問です. 最近は非ベンゾジアゼピン系睡眠薬として, ゾルピデム(マイスリー®), ゾピクロン(アモバン®)やエスゾピクロン(ルネスタ®)といった薬が使われることが多いですよね.
- ええ,「非ベンゾジアゼピン系なので安全」という話だと思いましたが.
- それが実は大きな罠です. 非ベンゾジアゼピン系睡眠薬も, ベンゾジアゼピン受容体に作用する薬なんです.
- え？ 何が違うのですか？
- 薬の分子構造に「ベンゾジアゼピン環」があるかないかの違いなので, 作用として決定的に違うわけではありません.
 ベンゾジアゼピン受容体の作用は, 催眠, 抗不安, 筋弛緩です. 催眠作用が強いものを睡眠薬, 不安を抑える作用のほうが強いものを抗不安薬や睡眠導入薬と呼んでいます.

Memo

非定型抗精神病薬とは
　非定型抗精神病薬は, D_2受容体遮断に加えて, 抗精神病薬の副作用を減らす$5HT_{2A}$受容体遮断の作用がある新しい世代の抗精神病薬とされています.

Memo

ミダゾラム
(商品名：ドルミカム®)

Memo

筋弛緩作用について
　筋弛緩があるため, 睡眠薬にはふらつきの副作用があります.
　筋弛緩作用は抗痙攣薬としても利用されますが(ジアゼパムなど), 一般病棟では転倒の原因になります.

😀 では，非ベンゾジアゼピンとは？

😊 催眠，抗不安，筋弛緩という3つの作用のうち，筋弛緩作用が弱かったりするので，副作用が少ないという触れ込みになりました．依存性も少ないという話でしたが，日本でも依存性薬物の上位に入っているので，決してベンゾジアゼピン系睡眠薬のように依存・癖にならないから安全だ！とはいえません．

😀 安全という認識はすこし安易かもしれない，ということですね．

😊 本書は，安全性を重視した対策を念頭に置いていますので，せん妄，離脱症状などの面からは区別せず，本書では，以下，BZ作動薬と表記します．

　また，本書ではそれぞれの作用を略称として $\langle D_2\downarrow\rangle$ 〔$\alpha_1\downarrow$〕|5HT$_{2A}\downarrow$| |5HT$_{2C}\downarrow$|（H$_1\downarrow$）[$\omega\uparrow$]のように表記していきます．ちょっとお勉強モードでしたが，ここまでわかれば，せん妄への薬剤がどんなものかをほぼ理解できます．

😀 まだ何もわかってない気もしますが，大丈夫でしょうか．

😊 この5つの作用を頭に置いてくださいね．これから具体的な薬が出たときに，ちゃんと理解できますから．

依存性薬物について
　最近の調査でも，1位：フルニトラゼパム(ロヒプノール®・サイレース®)，2位：エチゾラム(デパス®)，3位：ブロチゾラム(レンドルミン®)，4位：ゾルピデム(マイスリー®)などBZ作動薬が上位を占めています[1]．

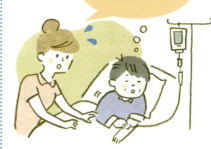

せん妄への薬剤使用，原則をおさえておこう

さて，これから薬剤使用での大切なことをいくつかみていきます．原則は以下の4つです．

> **POINT!　くすりの使い方の原則**
> ①不眠・不穏時指示をやめる！
> ②ハロペリドール・リスペリドンは寝られない薬！
> ③夜の薬は使うなら寝るまで使う！
> ④薬を使う順番も大事！

1番目，2番目からして，ええ？と驚きのことが書いてありますが……．
では，1つずつみていきましょう．

1. 不眠・不穏時指示をやめる！

不眠・不穏時指示について，前述(p.22)の指示をもう一度みてみましょう．

> **不眠・不穏時**
> 1）リスペリドン内用液1mL 1包
> 2）ハロペリドール（5mg・1mL）1A

現場でよくみられるこの指示は，いわばうまくいかないことが約束されているようなものです！ 2重，3重に，この指示には問題点があります．

いつもの指示ですが，どうしてですか？

「不眠・不穏時」からいきましょう．端的にいうと，この指示の薬は昼使うのでしょうか，夜使うのでしょうか．
せん妄への薬として，一般にいわれているのは，抗精神病薬を使う，でしたね．抗精神病薬の中心的な作用は〈$D_2↓$〉です．作用は何ですか？

幻覚，妄想を抑える，です．

そのとおりです．そのうえで必要なら，鎮静作用のある薬剤を使うというのが一般的ですね．
ここからがむずかしいのですが，せん妄は意識障害でしたね（Part1）？ ですから，意識障害を悪化させる薬剤は基本的には避けるべきと，「せん妄の治療」ではいわれています．
しかし，現実的には夜間には寝てもらう必要もあります．寝かせるということは，覚醒度を落とす，つまり意識障害は悪化します．

Memo
リスペリドン
（商品名：リスパダール®）
ハロペリドール
（商品名：セレネース®，リントン®）

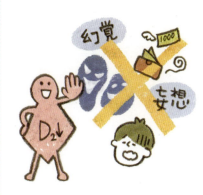

🧑 なんだか，矛盾していますね．

👩‍⚕️ これは，せん妄治療の根本的なジレンマなのです．では，どうすればよいでしょうか．

🧑 とりあえず，幻覚・妄想が落ち着くだけでも，よいのではないですか？

👩‍⚕️ それも1つの考え方ですね．一般的なせん妄治療も，それを優先している場合が多いでしょう．

では，幻覚・妄想を抑えれば，脳が正常に働くでしょうか？ 言い換えると，たとえば酔っているときにハロペリドールを使ったら，運転しても大丈夫でしょうか？

🧑 酔いが醒めないとダメですよ．

👩‍⚕️ そうですね．せん妄も，原因治療で脳の機能を元に戻すことが解決策です．原疾患を治療するには，ルート抜去などせずに，安静にしてもらわなければならないので，病院でのせん妄対策は，「おとなしくさせる＝鎮静・催眠」も必要です．

しかし「鎮静・催眠＝脳の機能低下」ですから，せん妄が悪化するおそれがあります．そのため，今この患者には催眠作用が必要かどうか，この使い分けが非常に重要になります．

🧑 なるほど，単に「不眠・不穏時」という指示では，どちらを使えばよいかわかりませんね．眠くなる薬なら昼間使えないし，眠くならない薬なら夜使っても寝ない，ということになってしまいますね．

👩‍⚕️ さらに，夜間に幻覚だけに対処というのは，現実的にはあまりないことです．ですから，日中はなるべく正常に活動してほしいので不眠時指示は不要ですが，夜には不眠時指示が必要です．

POINT! くすりの使い方の原則1：指示を昼夜に分ける

①「日中不穏時」＝昼間には，眠くならない作用がある薬
②「夜間不眠時もしくは夜間不穏時」＝夜間には，眠くなる作用がある薬

🧑 これなら，わかりやすいですね．

👩‍⚕️ そうなんです．「不眠・不穏時」ではなく，「日中の不穏時」「夜間不眠時」のように分けて指示を出してもらうことがとても重要になるのです．ですから，ちゃんと医師と相談してみましょう．

日中は幻覚・妄想を抑える薬，
夜間で危険が予測されたり，昼夜逆転を改善したい場合は催眠作用を持つ薬が基本！

催眠作用が必要かどうかの使い分けが重要！

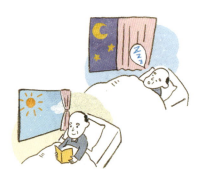

Memo
幻覚・妄想，昼夜逆転の出現率
幻覚・妄想の出現率は30〜50％程度ですが，昼夜逆転は97％との調査もあります[2]．そのため夜間は，幻覚を抑えるだけではせん妄治療としても不十分です．

2. ハロペリドール，リスペリドンは"寝れない"薬！

👨 ハロペリドールはせん妄で最も有名な薬剤ですが，これで夜も何とかしようというのは基本的に間違いです．

👩 う〜ん，これまでの常識がどんどん崩れていくような……．

👨 本書のテーマの1つですね．肉屋（精神科）と八百屋（一般診療科）の常識は違う，ということです．

さて，ハロペリドールはとても重要な薬で，私もよく使います．でも，今回強調したいのは「目的を間違って使わないように！」，そして「ふだん使っている量は多すぎますよ！」ということです．

POINT! ハロペリドール使用時の注意点

・ハロペリドールは睡眠目的での使用は不適切．副作用につながる．
・注射では0.3アンプル（＝0.3mL，1.5mg）が基本．

👦 それにしても，0.3アンプル（1.5mg）って，とても少ない量ですね．

👨 5つの作用で見てみましょう．右上の図でわかるとおり，ハロペリドールの主作用は〈D_2↓〉による抗幻覚・抗妄想です．そして，ふつうの人にはこの作用には少量で十分なんです．詳細はコラム「ハロペリドールの今昔」（p.38）を見てください．

👩 1/2アンプル，0.5mLでも副作用のリスクが上がるのですね．ビックリです．

👨 そして，ハロペリドールのもう1つの作用は〔$α_1$↓〕ですが，この作用は……．

👩 鎮静・血圧低下ですね．

👨 そうです．でも，右上の図でも小さく書いてあることからおわかりになると思いますが，それほど強いものではありません．患者が鎮静されるような量となると，かなりの高用量（5〜20mg程度）になり，錐体外路症状が高頻度で生じます．

つまり，「ハロペリドール1アンプル」の指示は，量として多すぎるわけですね．とくに嚥下機能が低下している高齢入院患者が増えているので，この指示は数日以内ではなく，それ以上使用される可能性もあります．

👦 では，もう1つのリスペリドンはどうなのでしょうか？こちらもよく指示が出ます．

👨 リスペリドンは，やや中途半端な薬なんです．おなじく作用を右の図で見てみましょう．

👩 〈D_2↓〉のほかに〈H_1↓〉がありますね．これは催眠作用でしたね．眠くなるのではないでしょうか？〔$5HT_{2A}$↓〕も睡眠を深めるのですよね？

■ ハロペリドール
（セレネース®，リントン®）
5mg・1mL/管
0.3〜0.5mL/日

● 抗幻覚・抗妄想の目的で使用する．0.3mLが基本．0.5mLの連用で錐体外路症状が起こることもあるので注意を要する．

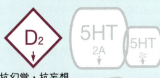

抗幻覚・抗妄想

鎮静・血圧低下

■ リスペリドン（リスパダール®）
内用液0.5mg/0.5mL
0.5〜1mL/日

● 弱い催眠作用がある．連用では錐体外路症状のリスクが比較的高い．

抗幻覚・抗妄想　意欲改善・睡眠を深める

鎮静・血圧低下　催眠

そのとおりです．ハロペリドールに比べて催眠作用がありますが，(H₁↓)は小さい＝弱いです．|5HT₂A↓|だけでは睡眠への作用は弱いので，しっかり寝てもらおうとすると，ある程度の量が必要です．しかし，⟨D₂↓⟩は十分強いので，そこまで使うと錐体外路症状のリスクが高くなります．

　日中にウトウトするのは困りますが，だからといって，夜には寝るほどではない薬であり，使いどころがなかなかむずかしいんですよ．リスペリドンの使いどころについては，Part5（p.87〜）の事例もご参照ください．

　うまくいかない理由がなんとなくわかってきました．

　そう．どんな働きかを理解すると，これまで使ってきた薬がまったく違った見かたになってきますね．なお，ハロペリドール，リスペリドンは，健常人では睡眠時間などの改善がないと報告されています[3]．

催眠作用としては5HT₂Cのほうが強いので，5HT₂Aだけではそれほど眠くならないと考えられます．

POINT! くすりの使い方の原則2

・ハロペリドール，リスペリドンは眠らせる目的では使わない．
・ハロペリドール注は1.5mg＝0.3mLが基本．

COLUMN 5

ハロペリドールの今昔

　D₂受容体は，約60〜80％を遮断すると治療効果が得られ，それ以上だと錐体外路症状が出現します．ハロペリドールはわずかに2〜3mg（注射では1〜1.5mg）でこの治療域に達することがわかってきました[4]．それ以上になると副作用が出てきてしまうので，日常でよく利用されているハロペリドール注0.5〜2アンプル（＝2.5〜10mg）は多すぎる可能性があります．

　統合失調症など精神科領域の治療でも，これまでのハロペリドールの使用量は多すぎるのではないかという意見も出始めています[5]．せん妄でも，たとえば，注射換算1.5mgで治療効果があるとの報告[6]や，4.5mg以上の使用はさらに副作用のリスクが増大するといった指摘などもあります[7]．

　ハロペリドールは，肝臓でCYP3A4という酵素により代謝されます．高齢者や肝機能障害ではこの作用が弱ってしまいますので，さらに量が過剰となってしまうおそれがあります．

　これらから，統合失調症の初期治療でも十分な注射換算1.5mg（一般診療科では注射で使うことが多い）が，一般診療科である私たちが使う量の上限とするのが安全と考えられます．

3. 眠くなる薬は，眠るまで使おう！ 医師と相談しよう！

👩‍⚕️　催眠作用＝脳機能低下は，せん妄の悪化につながります．そのため，催眠作用のある薬を使うときには，眠るまで使うことが重要です．

> **POINT！　くすりの使い方の原則3**
> ・夜間（催眠作用がある）の薬は，使うなら眠るまで十分使う．
> ・そこまで使えないなら，むしろ使わないほうがよい．

眠くなる薬は，眠るまで使うことが重要です．

👩　えっ！ ハロペリドールやリスペリドンの指示しか出ないこともありますし，ミダゾラムなどは呼吸抑制が怖いし，ヒドロキシジンはあまり効きません．だから自己抜去防止として，身体抑制がやむを得ず必要になるんです．

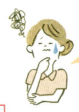

でも，指示の薬ではなかなか眠れなかったり，呼吸抑制の副作用も怖いし……．

👩‍⚕️　そう，現場は本当に苦労されていますね．病院ごとに採用薬も違いますし，医師によって考えや指示も違う．病棟看護師の慣れ・不慣れもありますね．

👩　眠る薬となると，やはりあまり使わないほうがよいという考えが頭に浮かんでしまいます．

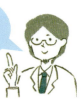

薬の投与はいろいろ工夫できますよ．事前に医師に相談してみましょう．

👩‍⚕️　つまり，酔っ払って困っている人に，さらにお酒を飲ませるかという話です．

👩　いやいや，それは飲ませません．勝手に飲んでしまうことはありますが．

👩‍⚕️　ですので，言葉は悪いですが，飲ませるならつぶれるまで……なのです．そうでないとかえって大変です．もちろん，せん妄の場合は必要があって寝てもらうので，あくまで「たとえ」ですよ．

Memo
ヒドロキシジン
（商品名：アタラックス®-P）

👩　そういえばこのあいだ，せん妄を抑える薬を使ったら患者さんがよけいに暴れてしまい，薬の副作用だと思ってそれ以上使わなかった，という病棟報告がありました．

👩‍⚕️　まさに，そのことです．つい，それ以上使うのをためらってしまうのですが，使い始めたら使い切る，患者の医療安全のためにはこれが必要です．

👩　結局，眠らせる指示って，どれが正解なんでしょうか？

👩‍⚕️　正解というより，「どんな指示なら自分たちが安心して使えるか」が大切だと思います．医師は医学的に正しい指示をまず出そうとしますが，医学的に正しい＝現場で有用とは限りません．

そのため，目の前のせん妄に対処するには，皆さんが使いやすい指示に改良してもらうように，夜になる前の日中から医師と相談してみてください．それが夜勤の皆さんの幸せ，患者の安全につながります．

👩　日頃から相談するのが大事なんですね．

事前に相談しよう

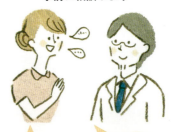

この薬は何回まで繰り返し使ってよいですか？

患者さんが内服できなかったら，どうしますか？

この薬が効かなかったら，次はどうしますか？

POINT! **不眠指示の事前相談**

・不眠時指示は，自分たちが安心して使える薬を医師と相談しておこう！
「何回繰り返してよいのか？」
「2番目の指示は？」
「患者が飲めなかったときは？」

4. 眠くなる薬を投与する順番

薬を投与する順番も大切です．抗ヒスタミン薬や睡眠薬などを最初に使うと，単にせん妄が悪化するおそれがあります．

そういえば，不穏時に最初にヒドロキシジン（抗ヒスタミン薬）の指示が出ることがあります．

とくに不穏時ヒドロキシジンは，全国的に広まっている指示ですね．でも，せん妄についてそれほど理解が進んでいなかった時代の名残なので，これからは変わっていくべき指示になります．

不眠時の睡眠薬指示が残っていることも多いですね．

入院時の指示がそのままのことも多いですよね．そのような指示に気がついたら，順番を変えてもらうように医師に相談してみましょう（**図4**）．

やっぱり，医師とのこまめな相談が大事ってことなんですね！

POINT! **くすりの使い方の原則 4**

・催眠作用のある薬は，必ず，せん妄を抑える作用のある薬を使用してから！

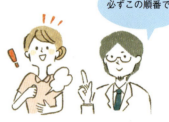

図4　薬剤を使う順番

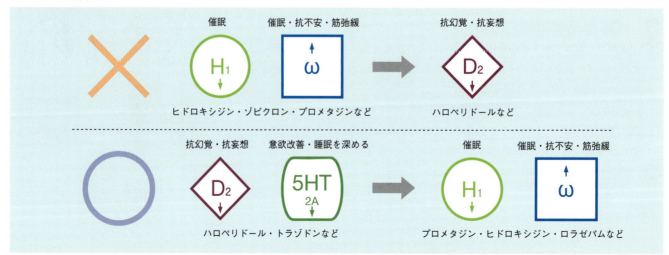

実際の薬の使い方
～実践しやすい方法とは～

 いろいろ見てきましたが，結局どの方法がよいのでしょうか？

まずは，夜に使うべき眠くなる薬なのか，昼に適している眠くならない薬なのか，という大きな区別ですね．

また，眠くなる薬というと，いわゆる睡眠薬[$\omega\uparrow$]が思い浮かびますね．

しかし，次ページのコラム（睡眠薬の夕暮れ）にあるように，睡眠薬にはさまざまな問題があります．入院中は基本的に体調が悪いのですから，転倒，呼吸抑制などのリスクを考えても，なるべく避けたい薬です．

 やはり注意すべきですよね．

そうなると，眠るまで使っても安全なのは，[$5HT_{2A}\downarrow$][$5HT_{2C}\downarrow$]（$H_1\downarrow$）の作用になります．これらを主軸にすると，さまざまな全身状態においても比較的安全に十分な量を使用できます．

もちろん，[$\omega\uparrow$]も必要に応じて使うのがダメというわけではありません．飲める・飲めない問題もありますので，薬の使い方は，図5のような作用が基本になると考えるとよいでしょう．

図5 「夜間不眠対策の薬」と「日中不穏対策の薬」

夜間不眠対策の薬（眠くなる薬）

■内服できないとき： 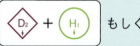 もしくは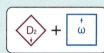

■内服できるとき：① ②

日中不穏対策の薬（眠くならない薬）

■幻覚があるなら

■幻覚がないなら　　その他の薬剤

具体的にはどんな薬ですか？

本書では，ハロペリドール，プロメタジン（超高齢者にはヒドロキシジン），クロルプロマジン，トラゾドン，ミアンセリン，クエチアピンなどを主に取り上げます．日中の薬剤としては，抑肝散やアリピプラゾールなどに触れます．

全部一度に覚える必要はないですよ．わかりやすく，1つずつ説明していきます．

ハロペリドール
（商品名：セレネース®，リントン®）
プロメタジン
（商品名：ヒベルナ®）
ヒドロキシジン
（商品名：アタラックス®-P）
クロルプロマジン
（商品名：コントミン®）
トラゾドン
（商品名：レスリン®，デジレル®）
ミアンセリン
（商品名：テトラミド®）
クエチアピン
（商品名：セロクエル®）
アリピプラゾール
（商品名：エビリファイ®）

Column 6

睡眠薬の夕暮れ

睡眠薬は，長らく不眠症治療に使われてきています．しかし，近年，世界的にBZ作動薬の依存性などが問題視されています．また，睡眠薬は不眠症や不安症の治療薬ではなく，精神療法を含む原因治療やほかの薬剤を基本に，使用するなら補助療法として短期的（数週以内）に限るとされます[8]．

しかしながら，一般診療科では「眠れない」「イライラする」という訴えに，年単位でBZ作動薬が使用されていたり，精神科でも少なからずBZ作動薬の多剤併用療法が行われています．

さらに，「非ベンゾジアゼピン系薬剤（ゾピクロン：アモバン®，ゾルピデム：マイスリー®，エスゾピクロン：ルネスタ®）は安全」というイメージが先行していますが，本文にもあるとおり，ゾルピデムは依存患者が非常に多いと指摘され[1), 9)]，また行動異常等も有名な副作用であり，決して通常のベンゾジアゼピン系薬剤に比べて安全とはいいがたい薬剤です．

BZ作動薬は長期使用において予後の悪化[10)]との関連や，議論はありますが認知症との関連[11)]があるのでは，という報告も相次いでいます．少なくとも，入院患者の大部分を占めるせん妄のハイリスク群に単独投与することは勧められず，今後処方が縮小されることはあっても，拡大することはないといえます．これらのことから，不適切に処方・連用されがちな慣習を断つうえでも，本書では必要最小限にとどめるように工夫しています．

42

1. 夜間の薬～内服できない場合①～：
ハロペリドール＋抗ヒスタミン薬

　最初は飲めない場合の注射薬からいきましょう．夜不穏で大変，そんなときに内服指示が出ても……．

　飲んでくれなくて本当に困るんです．

　注射薬は内服薬ほど種類がなく，抗精神病薬を使わないのはむずかしいです．そこで，量を少なくして，催眠作用は$(H_1\downarrow)$を主にする戦略でいきます（図6）．

　図6の第1案を見てください．まず，ハロペリドールとプロメタジンが穏やかな作用でよいと思います[12]．入院患者は体調が悪い，もしくは高齢者ですので，「穏やかな」は「ちょうどよい」になりやすいですね．

　ヒドロキシジンではないのですね．

　ヒドロキシジンは，催眠作用が弱いですからね．プロメタジンは聞き慣れないと思いますが，古くからある催眠作用の強い抗ヒスタミン薬です．単独で使うとせん妄が悪化するので，$\langle D_2\downarrow\rangle$であるハロペリドールと一緒に使います．この組み合わせは，精神科での興奮でも使われます[13]．

　「作用が強い」と聞くと，ちょっと怖いかもしれません．

　BZ作動薬は呼吸抑制のおそれがありますが，ハロペリドール，抗ヒスタミン薬は呼吸には影響がありません．また，このくらいの量ならハロペリドールも血圧などには影響がありません．

Memo

ハロペリドール
（商品名：セレネース®，リントン®）

プロメタジン
（商品名：ヒベルナ®）

ヒドロキシジン
（商品名：アタラックス®-P）

クロルプロマジン
（商品名：コントミン®）

■プロメタジン（ヒベルナ®）
25mg・1mL/管
0.3〜1mL 夕食後または眠前
- 呼吸抑制（−）で安全．肝機能低下で遷延しやすい．

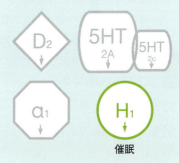

図6　患者さんが内服できない場合の夜間の薬

第1案
不眠時
1）ハロペリドール0.3mL＋プロメタジン0.3mL
2）プロメタジン0.3mL（1mL/日まで）

第2案
不眠時
1）クロルプロマジン2.5mL（12.5mg）
2）同量追加　1日50mgまで

- ハロペリドール＋プロメタジンは比較的鎮静作用がありつつ，呼吸抑制のおそれがないために，安心して使用できます．
- 1）で十分入眠が得られない場合，2）に進みましょう．

- 第1案で入眠が得られない場合，第2案に変更します．
- クロルプロマジンはプロメタジンより催眠作用が強いため，より確実な入眠が期待できます．

- 超高齢者にはプロメタジン→ヒドロキシジン0.5mL
- プロメタジン，クロルプロマジンの1回量は，前日の結果で適宜増減
- ハロペリドール，プロメタジンは皮下注もしくは50mL程度の生食・ブドウ糖に希釈して点滴静注．クロルプロマジンは筋注もしくは希釈して点滴静注．クロルプロマジン（コントミン®）は静脈投与の適応がありませんが，かつて発売されていた同成分であるウインタミン®は静注可能でした．

図6の第1案の1)で効果が少ないとき,「眠るまで使う」のとおり, 安心してプロメタジンを繰り返し使ってみましょう. 呼吸にも血圧にも影響はありませんので, 繰り返す間隔は1時間くらいでもいいと思います.

POINT!　ハロペリドールの使いかたのコツ

- 「ハロペリドール＋抗ヒスタミン薬」の組み合わせに呼吸抑制はない.
- 血圧も, 基本的には影響はない.

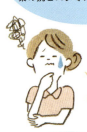
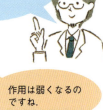

　ハロペリドール, プロメタジンは, 点滴*でも皮下注射でもよいのですね. 副作用はありますか?

　あまり大きなものはありませんが, プロメタジンの欠点は, 作用時間が長いことです. そのため, 夜遅い時間に使うと, 持ち越して翌朝の覚醒不良につながります.

　また, ハロペリドールもプロメタジンも, CYP代謝なので腎機能には影響されませんが, 肝機能の影響は大きいです.

　どのように使えばよいですか?

　下記のPointを見てください. この使いかたは注射・内服薬にかかわらず共通なので, 覚えておいてください.

POINT!　催眠作用のある薬の使いかたのコツ

- 19～20時には使い始める.
- 1時間くらいで評価し, 追加の薬剤を早めに使用する.

＊静注の保険適用がない薬も含まれますが, 30分くらいで点滴静注すれば皮下注射や筋肉注射と同じような薬物動態になるので, 許容されると考えられます.

Memo

CYP代謝とは
　シトクロムP450. 肝臓での薬剤代謝で重要な働きを担う酵素. CYP2D6, CYP3A4などの種類があります.
　この酵素の働きに薬が影響して, 相互作用の一因にもなります. 肝機能が落ちると, 働きが低下しやすくなります.

　19～20時というのは, 夕食後くらいですね. 就寝前に使うのではないのですか?

　理由はいくつかあります. 就寝前, 21時ごろに使い始めて, やっぱり寝ないとなると, 追加は何時くらいですか?

　ちょっと様子を見たりして……23時頃ですね.

　それでも寝なかったら?

　夜中の2時とかになってしまいますね. でも, その頃に薬剤を使うと, 朝起きられなくなるのが心配です. なんとかなるなら, 使わずに様子を見ちゃいますね.

　そうですね. すると, 昼夜逆転により翌日の昼間眠くなって……と悪循環です. なにより, 患者さんが不眠でつらいですよね.

　夕食後からなら, 1回目：19時, 2回目：20～21時, 3回目：21～22時, 4回目まで使っても, なんとか24時までに終わります.

夜間の薬の使い方の実際 **Part2**

👧 そうすれば，ちゃんと眠るまで繰り返せるのですね．

👨‍⚕️ 眠くなる薬は，眠るまで使うのが原則でしたね．また，病院の夜は早いので，病気で調子が悪くてせん妄になるような方は，21時に投与して眠れるようになるまで，22～23時過ぎまで……することがないですよね．もちろん，ご本人の希望によって時間をさらに調節するのは，とてもよい工夫だと思います．

2. 夜間の薬〜内服できない場合②〜：クロルプロマジン

👨‍⚕️ 図6の第1案（ハロペリドール＋プロメタジン）では十分でない場合，第2案はクロルプロマジンです．これは最初に出た抗精神病薬で，歴史があります．ただ，抗精神病薬の〈D₂↓〉は，ハロペリドールよりかなり弱いです．

👧 本当ですね．右の図でも〈D₂↓〉が小さく書かれています．

👨‍⚕️ その代わり，⦅5HT₂ₐ↓↓⦆と（H₁↓）は強いです．
クロルプロマジンは〈D₂↓〉が弱いので，抗精神病薬としては200〜300mgといった多い量が必要でした．そのため，ほかの受容体の作用が効きすぎて副作用が強いという印象を精神科医の医師も持っています．

👧 ふむふむ．

👨‍⚕️ でも，今回の「少量で十分」の考えなら，副作用はそれほど目立たず，むしろちょうどよい催眠効果が得られるわけです．

👧 プロメタジンよりも眠れるんですよね．

👨‍⚕️ そう考えてもらっていいと思います．
〔α₁↓〕がハロペリドールよりやや強いので，低血圧には注意してください*1．また，肝代謝の薬剤ですが，グルクロン酸抱合*2という代謝形式ですので，肝不全に近くても代謝されやすいです．腎臓機能は関係ありません．ですから，肝腎機能が低下した患者でも，ちゃんと翌日に目が覚めてくれます．

👧 でも，まさに精神科の薬というイメージですね．

👨‍⚕️ 右の図を見るとわかりますが，作用はせん妄で第一選択的に使われるクエチアピンと似ています*3．そちらは注射薬がないので，少量で使うならもっと評価されてもよい薬だと思います*4．せん妄に対する効果も報告されています[14]．

POINT! クロルプロマジンの特徴
- 従来型抗精神病薬でありながら，非定型抗精神病薬に近い．
- 催眠作用も強いため，少量なら有用．
- 血圧には念のため注意．

■ **クロルプロマジン（コントミン®）**
25mg・5mL/管 2.5〜10mL
夕食後または眠前（希釈して点滴）
● 鎮静作用が強い．ヒベルナ®より遷延が少ない．ときにα作用での血圧低下がある．

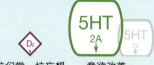

抗幻覚・抗妄想／意欲改善・睡眠を深める／鎮静・血圧低下／催眠

*1 緩和ケア病棟で予後が1か月以内の患者にも使うくらいの量で設定してありますので，神経質になるほどではありません．

*2 グルクロン酸抱合：肝臓での代謝形式の1つ．抱合されると水に溶けやすくなり，胆汁から排泄されます．肝不全でもこの働きは維持されるので蓄積しにくくなります．

*3 ⦅5HT₂ₐ↓↓⦆があるので，非定型抗精神病薬の特徴も持っています．

*4 クロルプロマジンはフェノチアジン系とよばれる抗精神病薬で，せん妄の原因の1つとなる抗コリン作用があり，眠くもなりやすいのでせん妄には避けるべきという考え[10]と，非定型抗精神病薬に近く夜間の睡眠が得られるので有用という考え[15]があります．

■ **クエチアピン（セロクエル®）**
25mg錠 0.5〜4錠 夕食後または夕・眠前
● 副作用が少なめで，作用時間が8時間程度と睡眠薬として適切だが，糖尿病患者では禁忌である．

抗幻覚・抗妄想／意欲改善・睡眠を深める

鎮静・血圧低下／催眠

せん妄対策 成功への道しるべ 45

3. 夜間の薬～内服できない場合③～：
ミダゾラム，ジアゼパム，フルニトラゼパムなど

それでも眠れない場合（または院内にプロメタジンやクロルプロマジンがないなど）では，$(H_1↓)$や$[5HT_{2A}↓↓]$では十分な効果が得られないということです．となると，何がよいでしょうか？

薬の作用として，$[α_1↓]$と$[ω↑]$が残っていますね．

そうですね．$[α_1↓]$は血圧低下を引き起こすので，それだけだと危ないですね．ただ，ICUでのデクスメデトミジンは，$α_2$作動薬として鎮静作用があります．こちらはICUのせん妄においては，ハロペリドールよりも有用だとされています．本書のお手軽対策としては"そういう薬もある"程度にしておきます．

そうすると，$[ω↑]$（催眠，抗不安，筋弛緩）ですか？

そうです．BZ作動薬の力もほしい局面ですね．一般に，注射薬ではミダゾラム，ジアゼパム，フルニトラゼパムなどが使われます．変わり種としては，ブロマゼパム坐薬もあります．

どれを選択するかは，病院の採用薬・主治医の考えかた・病棟のスタッフが慣れているか，などがポイントになります．呼吸抑制のリスクがあるので，この患者さんにはどの薬を使ったらよいか，どこまで使ってよいか，皆さんの現場で安心して使用できる方法を，医師と相談してみてください．

薬を内服できない患者さんでも，選択は工夫できるのですね．

嚥下機能低下などで長期内服できなくても，患者さんの多くはこれらの方法で対応できます．

Memo

デクスメデトミジン
（商品名：プレセデックス®）
ミダゾラム
（商品名：ドルミカム®）
ジアゼパム
（商品名：セルシン®，ホリゾン®）
フルニトラゼパム
（商品名：ロヒプノール®，サイレース®）
ブロマゼパム坐薬
（商品名：セニラン®坐剤）

■**ミダゾラム（ドルミカム®）**
10mg 1管＋生食100mL
- 眠るまで急速滴下，寝たらいったん止める．必要に応じて再開，あるいは少量で持続する．

■**ジアゼパム注**
10mg 0.5～1管
- 筋注（痛い），ゆっくり静注する．

■**フルニトラゼパム
（ロヒプノール®，サイレース®）**
2mg 1管＋生食100mL
- 眠るまで滴下，寝たらいったん止める．必要に応じて再開，あるいは少量で持続する．

■**ブロマゼパム坐薬（0.3mg）**
- 1～2個

催眠
抗不安
筋弛緩

4. 夜間の薬～内服できる場合①～

👨 では，次は患者さんが「内服できる」場合の薬ですね．

👩 はい．内服薬を飲んでいただけるなら，そのほうが患者さんの状態に合った薬で調節しやすいですね．さて，私が1番目におすすめするのは，クエチアピンではなくトラゾドンです（図7）．

👨 聞いたことがない薬です．

👩 Part1でも述べたとおり，糖尿病が禁忌のクエチアピンは，一般病棟での第一選択としては今ひとつです*1．

👨 トラゾドンは，どんな薬ですか？

👩 三環系，四環系でもない抗うつ薬ですが，効果が弱くてほとんど忘れられている薬です．しかし，抗うつ薬の作用が弱いということは，副作用も弱いことになります*2．ほとんど気にする必要がありません．でも，↓5HT₂ₐ↓ ↓5HT₂c↓ の作用はしっかり持っています．

👨 なんだか，患者が眠ってくれそうですね．

👩 だんだんセンスが身についてきましたね．トラゾドンは作用時間も8時間くらいとぴったりなので，高齢者への睡眠薬の安全な代替薬16)です．世界の処方量の半数はこの目的ともいわれています．精神科の本にも載っています17)．
せん妄も抑える効果も報告18)されているので，ガイドライン等12)でもせん妄の薬剤として挙げられています．

👨 トラゾドンは，具体的にどのように使ったらよいですか？

👩 図8の量から開始し，適宜，増減するとよいですね．催眠効果は弱めで，

Memo

クエチアピン（商品名：セロクエル® 25mg錠，100mg錠，ジェネリックには12.5mg錠あり）

トラゾドン（商品名：レスリン® 25mg/錠，デジレル®25mg/錠）

*1 糖尿病が禁忌であることをしっかり把握しているなら，クエチアピンを第一選択で使用しても問題ありません．ただ，認知症の患者への抗精神病薬問題も併せて考えると，トラゾドンは気軽に使いやすい薬剤です．

*2 「効果が弱い＝副作用が弱い」と単純には言い切れませんが，トラゾドンは副作用を低くするために開発されました．抗うつ薬開発の歴史は，「副作用を下げると効果も下がる」こととのイタチごっこでした．

■トラゾドン（レスリン®，デジレル®）
25mg錠　0.5～4錠　夕食後または夕・眠前
- 高齢者の睡眠薬の代替として有用．副作用が少ない．
- せん妄を抑える効果もある．

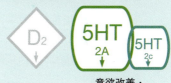

鎮静・血圧低下　　催眠

図7　患者さんが内服できる場合の夜間の薬

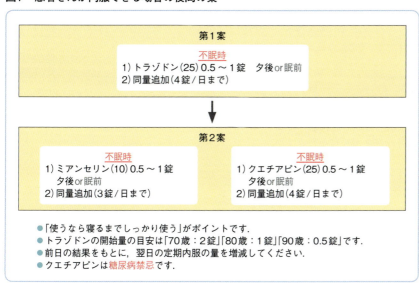

図8 トラゾドンの使用量（個人毎の最大量：神戸医療センター73例の調査）

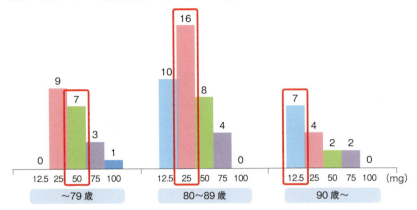

● 開始量は，「70歳代：2錠（50mg）」「80歳代：1錠」「90歳代：0.5錠」とするのが適切と考えられます（最頻値は70歳代でも1錠ですが80歳代より全体的に必要量が多かったため）．

個人差があります．
　そして，重要なのは「寝るまで使う！」でしたね．最大効果は2時間後なので，夕食後の内服がよいですね．一方，効果がゆるやかなので，追加は1時間後でもOKです．

🧑 副作用は大丈夫ですか？

👩‍⚕️ 抗うつ薬ではあるので，まれに抗コリン作用が出ます．100人に使って1人に出るくらいのイメージです．トラゾドンの使用量は200mgまでですが，そこまで増量すると抗うつ薬としても効いてくる感じです．そのため，ここでは最大を100mgとしています．また，思ったより寝過ぎる方もいますので，その場合は減量してください．

🧑 高齢者にも副作用が少なく安全で，せん妄にも効果があるとなると，使いやすそうですね！

👩‍⚕️ 皆さんの施設でも，機会があればぜひ試していただきたい薬剤です．いろいろな先生にお勧めしていますが，本当に好評です．現場でも，医師と相談してみてください．

POINT! トラゾドンの特徴

・高齢者の睡眠薬の代替として安全．せん妄への効果も期待される．
・0.5〜4錠くらいまでしっかり使ってみると，有効性が高くなる．

Memo

抗コリン作用とは
　抗コリン作用は，抗うつ薬の代表的な副作用です．口渇，ふらつき，排尿障害，便秘などがあります．

5. 夜間の薬〜内服できる場合②〜

👵 さて，トラゾドンはとても使い勝手のよい薬ですが，それだけではむずかしい場合もあります．当院では，2〜3割の患者が次の段階に進みます．どんな薬がいいと思いますか？

👩 トラゾドンにあまりない催眠作用というと，（H_1↓）ですね．

👵 満点です！（H_1↓）が強く，副作用が少ない薬，ミアンセリンです．（H_1↓）以外はトラゾドンと同じような作用を持ちます．

　ミアンセリンも古くからある薬で，抗うつ作用は比較的弱いです．トラゾドンと立ち位置は同じです．せん妄への効果の報告もあります[19]．

👩 ミアンセリンは，どのように使用しますか？

👵 基本的には，トラゾドンの置き換えです．抗うつ薬としては10mg 3錠からですので，0.5〜3錠くらいですね．少なめで開始し，0.5〜1錠ずつ追加して有効な量を探るのは，高齢者ではどの薬も一緒です．ただ，トラゾドンと違って作用時間が長いので，翌朝も眠くなってしまう場合があるのが欠点です．

👩 トラゾドンもミアンセリンも，同じ感覚で使えるのは楽ですね．それから，図7（p.47）の第2案で，クエチアピンも挙げられていますね．

👵 せん妄の第一選択薬[20]ですから，当然重要な薬です．〈D_2↓〉が弱いことから副作用も少なく，おおよその作用時間も8時間程度と夜間の薬として適切です．ただ，糖尿病で使用が禁忌とされていますから，もし指示が出たときに糖尿病であることに気がついたら，主治医に相談しましょう．

👩 クエチアピンは抗精神病薬ですよね．安全なのですか？

👵 精神科では500〜600mg使うこともあるので，われわれが使う12.5〜100mg程度では十分安全です．ちなみに，ハロペリドール1.5mgと同じくらいの強さがクエチアピン100mgに相当します．これより多い量を使ってしまうことが，抗精神病薬が認知症の方に危険かもしれない原因ではないか，という研究もありますので，この量を基準にすべての薬の量を考えています．

　ただ，耐糖能異常を引き起こしてしまう副作用は，糖尿病だけでなく血糖値がやや高めの患者でも注意したほうがよいでしょう．入院患者では，さまざまな理由により高血糖になってしまうことがありますので．

POINT!
・ミアンセリン，クエチアピンは，抗ヒスタミン作用もあり，より入眠が得られやすい．

■ ミアンセリン（テトラミド®）
10mg錠　0.5〜3錠　夕食後または夕・眠前
- 抗ヒスタミン作用により睡眠が得られやすい．
- やや作用時間が長い．

鎮静・血圧低下　　催眠

Memo
ミアンセリンの改良版ミルタザピン
近年，ミアンセリンの改良版であるミルタザピン（リフレックス®，レメロン®）が発売されました．
こちらはしっかり抗うつ薬としての作用がありますが，入院患者にはやや作用が強いことが多いようです．

■ クエチアピン（セロクエル®）
25mg錠　0.5〜4錠　夕食後または夕・眠前
- 副作用が少なめで，作用時間が8時間程度と睡眠薬として適切だが，糖尿病患者では禁忌である．

抗幻覚・抗妄想　　意欲改善・睡眠を深める

鎮静・血圧低下　　催眠

👩 なじみのない薬もありましたが，呼吸や循環に影響が少ないのは安心です．そのほか，注意事項はありますか？

👩‍⚕️ これまで出てきた薬で，抗ヒスタミン作用のある薬や抗うつ薬では共通ですが，痙攣の閾値を下げて起こりやすくなることがあります．未治療や不安定な痙攣の場合には，使用を避けたほうがよいでしょう．その場合の選択肢は，BZ作動薬ですから，呼吸への影響との天秤になりますね．

POINT!

- ヒドロキシジン，プロメタジン，トラゾドン，ミアンセリン，クエチアピンは，コントロールされていない痙攣患者では，慎重投与！

6. 夜間の薬〜ベンゾジアゼピン受容体作動薬の使いかた〜

👩‍⚕️ ここで，すこし例外をみていきましょう．睡眠薬を常用している入院患者はいますか？

👩 結構いらっしゃいます．マイスリー®，デパス®，アモバン®，レンドルミン®など，何年も使っている患者さんもいますね．

👩‍⚕️ そのような患者さんは常用量依存のおそれが高く，急にやめると離脱症状でせん妄が悪化しますので，離脱症状が出ない程度には続ける必要があります．

👩 そのまま続ければいいのですか？

👩‍⚕️ 離脱予防だけなら，それまでより少量で十分です．本書でのおすすめは，入院患者の特性であるさまざまな臓器障害，とくに肝機能低下のことも考えて，CYP代謝ではなくグルクロン酸抱合による代謝をする薬剤です．ここでは，ロラゼパムとロルメタゼパムの2つを挙げます．

👩 この2つは，どう違うのですか？

👩‍⚕️ ロラゼパムは抗不安薬なので，催眠作用は弱いです．高齢者はまずこちらからですね．少量から使うのは，これまでもみてきた薬とまったく同じです．ロラゼパム0.5錠でも十分な方もいます．ロルメタゼパムは睡眠薬なので，よりしっかり効果が必要なときに使います．

👩 離脱予防以外で使うこともありますか？

👩‍⚕️ そのほかに，これまでの薬で十分入眠がむずかしいような人も，これらの薬が必要になることがあります．また，アルコールせん妄の場合には，通常のせん妄とは異なりジアゼパムが治療薬になります．使う場合には，詳しい医師にコンサルトしながらのほうがよいでしょう．

👩 ほかの睡眠薬は使っても大丈夫なのですか？

👩‍⚕️ 絶対にこれがダメ，という薬はないのですが，作用時間が非常に短い薬は依存性がより懸念されます．また，マイスリー®は異常行動が意外に多いで

Memo

耐糖能異常の要因

糖尿病ではなくても入院中はさらに，感染・薬・臓器機能の低下や輸液などで血糖が高くなることもあります．

クエチアピン，リスペリドン（糖尿病の禁忌ではない），オランザピン（ジプレキサ®）などは機序が不明ですが，耐糖能に影響します．

■ ロラゼパム（ワイパックス®）
0.5mg　0.5〜1錠　眠前
■ ロルメタゼパム（エバミール®）
1mg　1〜2錠　眠前

● グルクロン酸抱合による代謝のため，肝障害でも比較的遷延しにくい．

催眠・抗不安・筋弛緩

Memo

ジアゼパム
（商品名：セルシン®，ホリゾン®）

すし，デパス®・ハルシオン®・レンドルミン®などは乱用が問題になっています．ただ，作用が長いサイレース®・ロヒプノール®も乱用は大きな問題ですし，この薬はアメリカに持って行くと逮捕されるような薬ですので，やはり睡眠薬は，これからは最小限にとどめるほうがよいでしょうね．

依存や乱用，逮捕なんて言葉が出ると，睡眠薬もこれまでのように気軽に使ってはいけないのだなと思いますね．

POINT!

・ベンゾジアゼピン受容体作動薬は，離脱予防や，ほかの薬でむずかしい場合の補助に使うのが無難．

7. "ごはんにふりかけ"ラメルテオン

最後に，ラメルテオンを取り上げます．

最近よく見ます．でも，あまり効かないような……．

せん妄は，日内リズムが乱れる患者がほとんどです．その補助的な役割としては最適な薬剤です．

でも，右の青囲みをみると，効果が十分発現するまで1週間かかるのですね．効くまでに1週間も待てませんね．

予防投与でせん妄を減少させるという報告もあります[21]．この後，Part3で触れる「せん妄ハイリスク」の患者さんには，入院時から飲んでもらうのはどうでしょうか？　「駆けつけ3杯！」ですね．なお，1錠だと効きすぎる方も少なくないので，多くの場合，0.5錠で十分だと思います．

入院患者は，ほとんどハイリスク群になりますよね．ラメルテオンの副作用などは，どうなのでしょうか？

翌日に効きすぎることはありますが，その場合は減量・中止してください．ビシッとは効きませんし必須とはいえませんが，"ごはんにふりかけ"のように使える薬です．

POINT!

・ラメルテオンは，せん妄になりそうだったら使ってみてもOK．

■ラメルテオン(ロゼレム®)
8mg錠　0.5〜1錠　夕食後
● 催眠作用はないが，日内リズムの回復により自然な睡眠が期待できる．効果が十分発現するまで約1週間を要する．

Memo

薬自体には催眠作用がないので，すぐにぐっすり眠るというわけにはいきません．ただ，ラメルテオンだけで十分眠くなる方もいます．

「日中に適した薬」はどう選ぶ？

👩‍⚕️ 日中に適した薬は，基本的には「眠くならない薬」です．
せん妄の症状によって適切な薬が変わってきます．まず，幻覚・妄想がある場合には，抗精神病薬が候補に挙げられます．ハロペリドールには鎮静作用もわずかにありますが，注射ではほかに選択肢がありません．

👩 ハロペリドールは再登場ですね．内服薬では何がありますか？

👩‍⚕️ アリピプラゾールはどうでしょうか？ D₂受容体を完全には遮断しないので，錐体外路症状が出にくいことが特徴*¹です．リスペリドンのような液薬もあって，眠くならないので使いやすいです．日中でも，すこしウトウトするくらいのほうがむしろ患者にとって安全・安楽なら，リスペリドンも選択肢*²になりますね．

👩 なるほど．ほかの方法はありますか？

👩‍⚕️ 前にも述べたとおり，せん妄の症状は幻覚・妄想だけではありませんし，認知症でのリスクを考えると，抗精神病薬以外が望ましいですね．やはり，気分が落ち着くことも重要です．

👩 気分が落ち着くとなると，安定薬・抗不安薬ですか？

👩‍⚕️ BZ作動薬ですので，眠気でせん妄は悪化します．

👩 う～ん，何かいい手はないですか？

👩‍⚕️ 抑肝散ですね！

👩 あ，認知症の患者さんが飲んでいます．

👩‍⚕️ 最近よく使われますが，もともと小児の夜泣きの薬です．私も飲んでいます．

👩 えっ？？

👩‍⚕️ 子どもがいたずらして怒鳴ってしまいそうなとき，夫婦げんかしそうなときなどに，サッと一包．スッとする飲み口で，怒りが半分くらいになる感じです．全然眠くならないですよ．院内の看護師で，「先生に教えてもらって，夜勤に入る前に必ず飲んでいます」という方もいます．

👩 てっきり認知症の薬かと思っていました．

👩‍⚕️ 甘草(カンゾウ)を含むので，高齢者に漫然と3包分3で飲ませる薬ではないですが，せん妄の患者は夕方から興奮することが多いので，"3時のおやつ"くらいの感覚でよいと思います．「イライラする時間が決まっているならその前に」ですね．必要なら，浮腫・心不全に気をつ

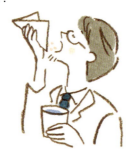

■ ハロペリドール
(セレネース®，リントン®)
5mg・1mL/管 0.3〜0.5mL/日
● 抗幻覚・抗妄想の目的で使用する．0.3mLが基本．0.5mLの連用で錐体外路症状が起こることもあるので注意する．

■ アリピプラゾール(エビリファイ®)
3mg内用液 0.5〜1包/日 頓用または朝
● 副作用・催眠作用が少ない．日中の幻覚や不活発なときに使用する．

Memo
リスペリドン
(商品名：リスパダール®)

■ 抑肝散
1〜3包/日 頓用・定期
● 速効性があり使いやすい．眠くならない．甘草(カンゾウ)を含むため，浮腫/心不全に注意する．

---

*1 不活発が特徴の非活動性せん妄には，抗精神病薬などの多くは無効とされていますが，アリピプラゾールには効果があるとされています．
*2 そのほかに，ブロナンセリン(ロナセン®)も眠くならない抗精神病薬として使われることがあります．

けながら3包分3まで増量します(図9).

そのほかに,バルプロ酸ナトリウムも候補ですね.シロップもあって使いやすい薬です.使うときには精神科・神経内科の医師と相談しながらがよいでしょう.

また,エビデンスはそれほどありませんが,眠くならない範囲でのレスリン/デジレルの少量投与(0.25〜1錠)が,日中の不穏やイライラに有効なことがあります.

トラゾドンは夜の薬として使ってきましたよね？

レスリン/デジレルはもともと1日2〜3分服の薬剤なので,眠気が許容できれば日中でも使用できます.

＊

さあ！ おつかれさまでした.これで薬の解説は終了です.いかがでしたか？

思ってもいないような少量の薬など,さまざまな使いかたに驚きました.でも,怖い副作用が少なくてすむというのは安心です.病棟でも勧めてみようと思います.

これで夜に「どうにもならない！」となることが格段に減ります.そして,困らなくなったら…….

「余裕ができるとせん妄対策が進む」(p.30)ですね！ まずは原因を考えたり,ということでしたね.

そして,ケアも大切ですね.この後のPart3, 4では,せん妄ケアについて見ていきましょう.

POINT!

・当面の安全が確保できたら,原因を考えたり,ケアを十分行っていきましょう！ ➡Part3へ

抑肝散の副作用

甘草の量が多くなると,偽性アルドステロン血症(低K血症,高Na血症,高血圧,浮腫)の副作用が生じます.

バルプロ酸ナトリウム
(商品名：デパケン®)

以前から認知症の方の興奮などにもよく処方されています.相互作用が多いのは欠点ですが,バルプロ酸ナトリウムにかぎらず,抗痙攣薬は全般的に感情安定作用があります.

図9 日中に適した薬の選択

イライラ・興奮時	幻覚・妄想時,低活動性せん妄
抑肝散1包　頓用もしくは定期 ※理想はイライラする前 甘草が含まれるため連用に注意	アリピプラゾール　1.5〜3mg
少量のトラゾドン　頓用もしくは定期 (眠気の出ない範囲で0.25錠など)	内服困難時 ハロペリドール　0.3mL

トラゾドン(商品名：レスリン®,デジレル®),アリピプラゾール(商品名：エビリファイ®),ハロペリドール(商品名：セレネース®,リントン®)

Part2 (p.29 〜 54)の引用・参考文献

1) Ichikura K, et al.：Associations of adverse clinical course and ingested substances among patients with deliberate drug-poisoning: a cohort study from an intensive care unit in Japan. PLoS ONE, 11(8): e0161996, 2016.

2) Meagher DJ, Moran M, Raju B, et al.：Phenomenology of delirium. Assessment of 100 adult cases using standardised measures. Br J Psychiatry. 2007；190：135-141.

3) Cohrs S：Sleep disturbances in patients with schizophrenia：impact and effect of antipsychotics. CNS Drugs. 2008；22(11)：939-962.

4) de Haan L, et al.：Subjective experience and D2 receptor occupancy in patients with recent-onset schizophrenia treated with low-dose olanzapine or haloperidole: a randomized, double-blind study. Am J Psychiatry, 160(2)：303-309, 2003.

5) 大森哲朗：統合失調症の薬物療法－新規薬は本当に優れているのか-. 精神経誌，115(7)：774-781，2013.

6) Kalisvaart KJ, et al.：Haloperidol prophylaxis for elderly hip-surgery patients at risk for delirium: a randomized placebo-controlled study. J Am Geriatr Soc, 53(10)：1658-1666, 2005.

7) Lonergan E, Britton AM, Luxenberg J. Antipsychotics for delirium. The Cochrane Collaboration. The Cochrane Library. 2009; 1:1–117.

8) Schuttle-Rodin S, et al.：Clinical guideline for the evaluation and management of chronic insomnia in adults. J Clin sleep Med, 4(15)：487-504, 2008.

9) 松本俊彦：処方薬乱用・依存から見た今日の精神科治療の課題：ベンゾジアゼピンを中心に. 臨床精神薬理，16(6)：804，2013.

10) Weich S, et al.：Effect of anxiolytic and hypnotic drug prescriptions on mortality hazards: retrospective cohort study. BMJ, 348：g1996, 2014.

11) Billioti de Gage S, et al.：Benzodiazepine use and risk of dementia: prospective population based study. BMJ, 345：e6231，2012.

12) 日本総合病院精神医学会薬物療法小検討委員会(八田耕太郎)編：せん妄の治療指針．星和書店，2005.

13) Huf G, et al.：Haloperidol plus promethazine for psychosis-induced aggression. Cochrane Database Syst Rev, 2009 (3), CD005146, DOI: 10.1002/14651858.CD005146.pub2.

14) Jackson KC, et al.：Drug therapy for delirium in terminally ill patients. Cochrane Database Syst Rev, 2004; 2:CD004770.

15) 小川朝生：自信がもてる！せん妄診療はじめの一歩－誰も教えてくれなかった対応と処方のコツ．羊土社，2014.

16) 日本老年医学会編：高齢者の安全な薬物療法ガイドライン2005．メヂカルビュー社，2005.

17) 神庭重信(監)，山田和男，黒木俊秀(監訳)：カプラン精神科薬物ハンドブック 第5版 エビデンスに基づく向精神薬療法．メディカル・サイエンス・インターナショナル，2015．p.179-181.

18) Okamoto Y, et al.：Trazodone in the treatment of delirium. J Clin Psychopharmacol, 19(3)：280-282, 1999.

19) Uchiyama M, et al.：Efficacy of mianserin on symptoms of delirium in the aged: an open trial study. Prog Neuropsychopharmacol Biol Psychiatry, 20(4)：651-656, 1996.

20) Okumura Y, et al.：Expert opinions on the first-line pharmacological treatment for delirium in Japan: a conjoint analysis. Int Psychogeriatr, 28(6)：1041-1050, 2016. doi: 10.1017/S1041610215002446. Epub 2016 Jan 18.

21) Hatta K, et al.：Preventive effects of ramelteon on delirium: a randomized placebo-controlled trial. JAMA Psychiatry, 71(4)：397-403, 2014.

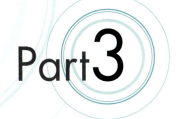

Part3

「何かがおかしい」が出発点

～せん妄に気がつく～

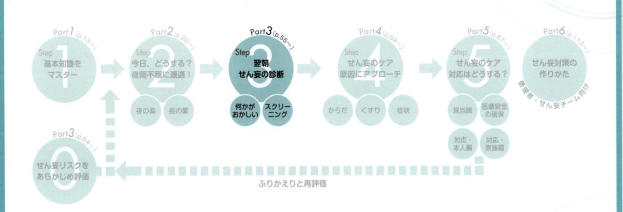

せん妄対策 成功への道しるべ

なぜ，早くせん妄に気がつかなければならないのか

 まずはこれをみてください．

✗ せん妄は精神科疾患．おとなしくさせるために薬を使う

○ せん妄を発症したら全身評価．原因を突き止めて治療の見直しを

 せん妄を発症したら評価，原因検索……，Part2とすこし矛盾するような気がします．

Part2は，現場でのせん妄対策における「最初の一歩」です．ここからは，個別の患者の治療・ケアを考えていくので，やはりこのようになります．

「治療の見直し」は，看護師というより医師向けですね．

そうですね．「ストレスでせん妄」「昼夜逆転でせん妄」など，看護師の皆さんは，せん妄の原因をやはり環境・心理面で考えようとしますね．

それが仕事ですから．

一般病棟のせん妄は，病気による「急性の脳機能障害」です．ケアで原因が治るわけではありません．

そうですね．では，医師に任せたらいいですね！

いいえ．せん妄で困る医療者は誰でしょう？

それは，患者を落ち着かせたり，安全を確保する看護師です．医師は1日2回の回診が精一杯ではないでしょうか．

では，せん妄を発見するのは？

看護師です．夜におかしくなったりするわけですから．

すると，発見するのも看護師，困るのも看護師．医師はせん妄の治療に全力を尽くす……．

でも，そうならないことも多いですね．「患者を寝かしておいて」「点滴を入れ直しておいて」など，せん妄自体にあまり関心がない医師もいるかもしれません．

そうなりがちですね．医師は入院の原因となった病気の治療は当然全力で行いますが，せん妄は精神科的なもの，ケアで治す，という観念も根強いです．高齢認知症の患者では「歳だからしかたない」となってしまうことも．

そうですねぇ．

でも，せん妄が発症したということは，今の治療だけでは不十分，あるい

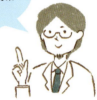

せん妄は身体の病気．だから，原因の治療がいちばんのせん妄対策になります．

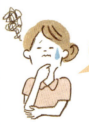

ケア任せではせん妄は治らない……．

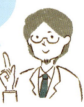

でも，患者さんの状況に合った治療を行っていくには，ナースの観察・評価が不可欠です！

は新たな病態があるかもしれないのです．もしそれが感染症や重篤なものだったら，ケア任せにしていたら予後にも影響しかねません．

👩 そんなに大変なことに？

👨‍⚕️ せん妄はどんなときに疑いますか？

👩 不眠，自己抜去，徘徊，興奮，話のつじつまが合わない，など……．

👨‍⚕️ よく病棟で困る症状ですよね．せん妄の大事な要素である「行動面での異常」です．ただ，**表1**[1]をみると，どうですか？

👩 自己抜去や昼間の不穏興奮は「最重度」なのですね．

👨‍⚕️ そうです．不眠ですこしゴソゴソしているくらいなら「せん妄だ！」とは思わないのがふつうですが，それはすでに中等度です．軽度は「不穏興奮が目立たない」ですから．また，認知症の患者でも，同じような行動異常がよくありますね．

👩 ええ，認知症とせん妄がどこが違うのか，本当によくわかりません．

👨‍⚕️ そこは重要なポイントです．具体的にはp.60で述べましょう．活気がなくて不穏興奮が目立たない，つまり低活動型せん妄ですが，からだの病気によるせん妄は，低活動性せん妄のほうが全身状態の重症度が高いといわれています．

👩 わかりにくいほうが重症なのですか？

👨‍⚕️ 重症の人はぐったりして，暴れていません．せん妄の重症度と，からだの重症度は必ずしも一致しないわけです．

👩 そういわれてみれば当たり前ですね．

👨‍⚕️ せん妄は，脳機能に異常が出るほどに身体の中がおかしいということですからね．たとえば，次のコラム7（p.58）にあるように，「せん妄＋もう1項目」で敗血症と診断できてしまうqSOFAという定義も作られています．せん妄を早く見つけることは，このようなことからもとても大事なのです．

👩 すこし軽く考えてしまっていた気がします．ちゃんと診断の勉強をしないと！

👨‍⚕️ せん妄を軽視しないこと，身体の中で異変が起こっていないか，看護師の観察・評価が重要です．呼吸数もチェックするのが大切，ということですね．そのうえで，医師に必要な検査・治療の変更を相談しましょう．

表1　せん妄における精神運動性障害評価の目安

軽度	いわゆる低活動型のせん妄で，不穏興奮が目立たない
中等度	不眠不穏を認めるが危険行為には至らない
重度	夜間に不穏興奮が強くライン抜去，転落などの危険が高い
最重度	昼間にも不穏興奮がみられ，ライン抜去，転落などの危険が非常に高い

文献1）より引用

Memo　qSOFAの適応について
正確には，GCSが満点ではない人が該当します．ごく軽度のせん妄はこの意識変化に該当しない場合もあります．

観察・評価もふまえ，必要な検査・治療の変更があれば医師に相談しましょう．

POINT!
- せん妄は発見するのも，困るのも看護師．でも，対策のいちばんは原因の治療．
➡ 緊密な医療者間のコミュニケーションが必要

COLUMN 7

新しい敗血症の基準 qSOFA

2016年2月に，米国集中治療医学会/欧州集中治療医学会が共同で敗血症の基準の改訂を行いました[1]．これまで敗血症の基準では，敗血症と重症敗血症，敗血症性ショックが定義されていましたが，診断のための項目数も多いなどの指摘があり，今回の改訂にいたりました．

新基準では，ICUにおいてはSOFAという診断基準が採用されています．血液ガス検査などが必要なため，一般病棟ではより簡便な診断ツールとしてクイックSOFA（qSOFA）が定められました．

せん妄は意識変化に該当する場合が多いですから（GCS正常以外が意識変化と定義），残りの2つのバイタルサインのうち1つが該当するだけで，敗血症が疑われます．

「そんなに簡単に評価していいの？ みんな敗血症になってしまうのでは？」と思ってしまいますが，実は今回の改訂では，これまでの定義と違い，臓器障害を重視してより重症に近い概念となったものを敗血症としています．このqSOFAで敗血症と診断されると，院内死亡率は3〜14倍にもなる，という恐ろしい状況なのです．しかも一般病棟では，たくさんの項目で診断するSOFAという基準よりも，qSOFAのほうが死亡するような患者を同定できるとわかっています．

また日本でも，海外に合わせて2016年11月に同様の改訂がなされました[2]．

そのため，せん妄を軽く考えずに，呼吸数を含めたバイタルサインなどをきちんとチェックし，異常があれば主治医に報告することがとても大切です．

qSOFA（クイックSOFA）[1]

一般病棟：下記3項目のうち，**2**項目で敗血症と診断

意識変化	収縮期血圧 ≦100mmHg	呼吸数 ≧22回/分

意識変化：GCS14/15点以下

COLUMN7の引用・参考文献
1) Seymour CW, et al.: Assessment of Clinical Criteria for Sepsis: For the Third International Consensus Definitions for Sepsis and Septic Shock (Sepsis-3). JAMA, 315(8) : 762-774, 2016.
2) 日本版敗血症診療ガイドラインThe Japanese Guidelines for the Management of Sepsis, 日集中医誌 2013 ; 20 : 124-73.

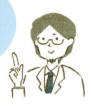

> せん妄は意識変化に該当する場合が多いです．
> たとえば，意識変化があり，呼吸数に異常があるだけで，敗血症と診断されることになります．

qSOFA：quick sequential organ failure assessment，クイックSOFA
GCS：Glasgow Coma Scale，グラスゴー・コーマ・スケール

せん妄のスクリーニング方法 Step1
SQiD ～たった1つの質問でOK！～

さあ，では，どうやってせん妄を見つけていくか考えましょう．Part1で，せん妄は「急性で続発性の脳機能障害」であると言いましたね．認知症と決定的に違うのは，「急性」という点です．

でも，入院直後から起こっていれば，区別がつかないです．

完璧な回答です！　事実，医療者はせん妄を見逃しがちです．ですから，せん妄にはさまざまなスクリーニングツールがあります．ここからは**巻末カード「入院患者せん妄ケアガイド」**もみながら進めていきましょう．

まずは，とても簡単な指標を1つ覚えましょう．たった1つの質問でOK！

> **POINT!　いちばん手軽なせん妄のスクリーニング方法**
> ・家族・知人に「ふだんと違いますか？」と尋ねる
> ➡ Single Question in Delirium (SQiD)[2]

これだけですか？　家族に「ふだんと違いますか？」と確認するだけ．これでせん妄がわかるのでしょうか．曖昧な質問に感じます．

たとえば，「不穏は目立たないけど，何かおかしい」．これはご家族じゃないとわかりません．ほろ酔いの上機嫌な松本さんも，初対面なら単に「陽気な人だな」と思われるかもしれませんよね？

「何かがおかしい」は実は奥深くて，「ふだんと比べて活気がない」「ふだんも興奮気味だが，もっと激しい」などもそうです．「高齢だからすこし勘違いしてあたり前」「病気で入院しているのだから不活発であたり前」「認知症だか

> **Memo　医療者はせん妄を見逃しがち**
> 看護師の経験のみではせん妄の70～80％を見逃すという報告もあります[3]．

> **Memo　SQiDとは**
> SQiDの感度は80％，特異度は71％とされています．日本語での正確性は検証はされていませんが，ほかの診断ツールと比べても遜色ない結果となっています．

Step 1：何か変？いつもと違う感じ？

- □ 興奮している
  イライラ，ソワソワ，暴力的，点滴やドレーンを頻繁に触る
- □ 活気がない
  ウトウト，日中も閉眼して過ごす，要望を聞いても返答しない
- □ 時間・場所・人がわからない（見当識障害）
  時々つじつまの合わない会話になる，会話が止まってしまう
- □ ないものが見える，聴こえる（幻視，幻覚，誤解）

家族に確認
「普段と違いますか？」
性格・生活状況

巻末とじ込みカード・オモテ

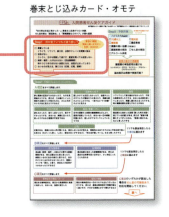

せん妄対策　成功への道しるべ

ら」，こうした医療者の思い込みが，せん妄を隠してしまいます．

　なるほど．むしろご家族に聞くのが大切なんですね．

　そして，これは認知症との区別に最も重要な質問です．今何かがおかしいとして，それが半年前からずっとこうなのか，一昨日まではそんなことはなかったのか．それを知っているのはご家族です．せん妄かどうかにかかわらず，入院時に病気になる前の生活パターンを必ず尋ねておきましょう．

　今度からしっかり聞いてもらうようにします．

せん妄と認知症の違いはどこにあるのか

　先ほども述べましたが，せん妄と認知症の違いの1つは，急性かどうかです．症状はどちらも精神症状が前面に出るので，一見して区別はつきにくいかもしれません．しかし，症状の出現の様式はまるで違います．ただ，むずかしいのは認知症の方もせん妄になることです．

　そうです！ 入院すると認知症が急に進むってよく聞きますね．

　はい．ご家族だけではなく，医療者もこのように表現してしまうことがありますが，まったく間違った解釈です．入院して突然認知症になることは絶対にありません．

　せん妄と認知症の違いを，**表2**で見てみましょう．認知症は，入院して脳細胞の変性が1日で一気に進むことはありません．

表2　認知症とせん妄の違い

	せん妄	認知症
発症・進行	突然・一過性	月〜年単位で徐々に発症・進行
症状の変動	数時間〜数日の変動	あまりない（日内変動があることも）
注意力の障害	必須	重症になるまで目立たない
覚醒度の障害	障害されていることが多い	重症になるまで目立たない
原因	からだの疾患や薬	脳細胞自体の異常
改善の可能性	原因が治れば改善	根治できず，対症療法のみ
対処の必要性	緊急に必要	緊急性に乏しい

そういわれてみれば，認知症はタンパクが脳細胞にたまって死んでいってしまう，と聞いたことがあります．βアミロイドでしたでしょうか．

いちばん多いアルツハイマー型認知症はそれが原因とされています．しかし，むずかしいのは，認知症の方もせん妄になることです．

どうしたらよいのでしょうか？

そこで重要なのが，前述した「いつもと違う」です．

たとえば，身の回りのことができない，自分の生年月日，住所が言えないような症状のとき，「住所，生年月日などはちゃんと言えていました．さっきまでのことが抜けてしまうくらいで．基本的には，日中は1人暮らしできていました」という情報が家族からあったら，認知症の方といえど，明らかにおかしい，つまりおかしくなった部分がせん妄なのです．

認知症に合併したせん妄，ということですね．

そうです．そして，ふだんの様子を聞いておくことは，どこまでが改善の限界，つまり，「どこがせん妄ケアのゴールなのか」もわかります．残念ながら，いくらせん妄が改善されても，ふだんの認知症の状態よりよくすることはできないのです．

せん妄も，認知症も，家族から十分に話を聞いておくことですね．

はい．また，認知症でよく使われるドネペジル(商品名：アリセプト®)などは，興奮させてしまう副作用が問題となります．入院期間中だけでも中止するなど，主治医とよく相談してみてください．

でも，中止してしまったら認知症が進みませんか？

抗認知症薬には，認知症そのものの進行を遅らせる作用はありません．あくまで，一時的に症状が改善したようにみえるだけの薬ですので，入院での安全確保が優先となります．

POINT!

・入院をきっかけに認知症が進む？　それは認知症に合併したせん妄です．

Me**mo**

認知症は急には進行しない
　認知症には，アルツハイマー型，脳血管性，レビー小体型，前頭側頭型などさまざまなタイプがありますが，いずれにしても入院をきっかけに急に進むことはありません．

せん妄対策 成功への道しるべ　61

せん妄のスクリーニング方法 Step2
DSTを使ってみよう

👩 一般病棟では「何かがおかしい」から「これでせん妄かも？」と診断してもいいくらいですが，確かに曖昧と感じられるかもしれません．そこで，スクリーニングツールをもう1つ使いましょう．

　せん妄のスクリーニングツールはいろいろありますが，私はDST（delirium screening tool，図9）[4]）が現場で使いやすいと思います．点数制ではないので重症度判定や研究には不向きですが，一般病棟では十分有用です．

👩 「何かおかしい」と思ったらDSTですね？

👩 そうです．使い方は，まずA項目の7つを評価します．具体的な内容が書いてあるので，わかりやすいと思います．実質的には1つ該当すれば次のB項目に進んでもよいのですが，全部評価する癖をつけましょう．

👩 でも，幻覚が見えていますか？ なんて聞きにくいですね．

👩 そのコツは，Part4（ケアのコツ・コミュニケーション）でちゃんとカバーします．私は緩和ケア医なので，コミュニケーションのことは任せてください．

👩 秘策があるのですね？ 楽しみにしています．

👩 A項目になにか該当したら，B項目に進みます．

　これは迷う場合があるかもしれません．見当識（場所・時間・人）がわからないのはすぐわかりますが，軽度の記憶障害はむずかしかったり，年齢からの勘違いですましてしまうこともあります．「歳だからしかたがない」先入観は排除して，「夜のことを覚えているか」「ちょっとした勘違いに物忘れが隠れていないか」などを探ってみましょう．

　どちらかでも該当すれば，C項目に進みます．

👩 C項目のうち，「発症パターン」はご家族に聞いているはずですね．「症状の変動」も大事ですか？

👩 はい．認知症でもある程度の症状の変動はみられますが，私がよくコンサルトを受けるときに，「夜おかしかったのですが，今は会話も正常なのでせん妄ではないと思いますが……」というのが本当に多いです．

　しかし，この言葉を聞いたその瞬間に，せん妄だと診断できます．調子がよいときには正常なのに，ある時間だけおかしくなるのですから，確実です！

👩 よくそう言ってしまっている気がします．このようなところで，せん妄を見逃しているかもしれないのですね．ツールを使うと，そうした「見ていたはずだけど気がつかなかった」が減りそうです．

👩 ぜひ一度使ってみてください．当院では電子カルテのテンプレートに入っ

> **Memo**
> **せん妄のスクリーニングツール**
> 　せん妄の診断ツールには，スクリーニング・診断に適したもの（CAM，CAM-ICU，ICDSC，DST，SQiD，ニーチャム混乱スケール），診断・重症度がチェックできるもの（DRS-R-98），重症度がチェックできるもの（MDAS），認知機能の低下をチェックするもの（MMSE）など，さまざまなものがあります．

巻末とじ込みカード・オモテ

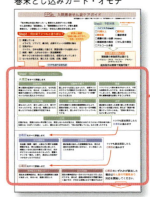

CAM：confusion assessment method，せん妄評価法　　CAM-ICU：confusion assessment method for the intensive care unit，ICUのためのせん妄評価法
ICDSC：intensive care delirium screening checklist，せん妄の集中治療のスクリーニングチェックリスト　　DST：delirium screening tool
SQiD：Single Question in Delirium　　DRS-R-98：deliruium rating scale-revised-98　　MDAS：memorial delirium assessment scale
MMSE：mini-mental state examination，精神状態短時間検査

図9 DST (delirium screening tool)[4]

Step 2：DST（せん妄スクリーニングツール）

A項目をすべて評価します．

現実感覚	活動性の低下	興奮
夢と現実の区別がつかなかったり，ものを見間違えたりする．例えば，ごみ箱がトイレに，寝具や点滴のビンが他のものに，さらに天井のシミが虫に見えたりするなど	話しかけても反応しなかったり，会話や人とのやりとりが億劫そうに見えたり，視線を避けようとしたりする．一見すると"うつ状態"のように見える	ソワソワとして落ち着きがなかったり，不安な表情を示したりする．あるいは点滴を抜いてしまったり，興奮し暴力をふるったりする．時に鎮静処置を必要とすることがある

気分の変動	睡眠-覚醒リズム	妄想
涙もろかったり，怒りっぽかったり，焦りやすかったりする．あるいは，実際に泣いたり，怒ったりするなど感情が不安定である	日中の居眠りと夜間の睡眠障害などにより，昼夜が逆転していたり，あるいは一日中傾眠状態にあり，話しかけてもウトウトしていたりする	最近新たに始まった妄想（誤った考えを固く信じている状態）がある．例えば「家族や看護スタッフがいじめる」「医者に殺される」などと言ったりする

幻覚
幻覚がある．現実にはない声が聞こえる．実在しないものが見える．現実的にはありそうにない不快な味や臭いを訴える（口がいつも苦い，しぶい，嫌なにおいがするなど）．「体に虫が這っている」などと言ったりする

1つでも該当項目したらB項目に進みます

B項目をすべて評価します．

見当識障害	記憶障害
見当識（時間・場所・人物などに関する認識）障害がある．例えば昼なのに夜と思ったり，病院にいるのに自分の家だと言うなど，自分がどこにいるかわからなくなったり，看護スタッフを「孫だ」と言う，身近な人の区別がつかなかったりするなど	最近急激に始まった記憶障害がある．例えば，過去の出来事を思い出せない，さっき起こったことも忘れる

1つでも該当項目したらC項目に進みます

C項目をすべて評価します．

精神症状の発症パターン	症状の変動
現在ある精神症状は，数日から数週間前に急激に始まった．あるいは，急激に変化した	現在の精神症状は一日のうちでも出たり引っ込んだりする．例えば，昼頃は精神症状や問題行動なく過ごすが，夕方から夜間にかけて悪化するなど

C項目のいずれかが該当した場合はせん妄の可能性あり．対応を開始してください．

DSTは日本で開発された，簡便なスクリーニングツールです．

1) A項目について，該当するかすべて評価します．
2) A項目の1つでも該当があったらB項目に進みます．
3) B項目に該当があったらC項目に進みます．
4) C項目のいずれかに該当（＝A，B，Cのそれぞれに1つ以上該当）があれば，せん妄の可能性が高いので，対応を開始しましょう．

町田いづみ，青木孝之，上月清司ほか：せん妄スクリーニング・ツール（DST）の作成．総合病院精神医学，15(2)：150-155，2003．を元に作成

ています．もちろん，病院にそのほかのツールがあればそちらでかまいません．「コラム8」(p.66)にいくつか評価ツールを解説しておきます．

 観察だけでもつけられそうですね．

POINT!
- スクリーニングツールを使ったせん妄の評価を，まずはやってみよう！
- 経験だけでは見つけられない多くのせん妄が，専門医の確度で発見できる．

Memo
DSTの確度
DSTの感度は98％，特異度は76％とされています．

せん妄対策 成功への道しるべ

せん妄予防はハイリスク群の同定から Step0

- DSTの使いかたはわかりましたか？
- ポケットに入っていると，すぐ使えそうです．
- ですので，巻末とじ込みカードにもしてみましたよ．
- あら？ この「Step 0」って何ですか？

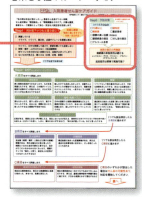

巻末とじ込みカード・オモテ

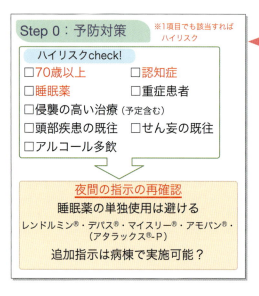

- 気づいていただいて，ありがとうございます．
「Step 0 (予防対策)」の項目は，せん妄の原因のうち，いわゆる準備因子に相当するものです．準備因子自体の改善はむずかしいですが，ハイリスク群として注意することができます．
- 70歳以上，重症患者，侵襲の高い治療……，1項目でも該当すればハイリスクなのですね．入院患者は高齢者が大半ですし，入院するなら重症か手術などですし……，つまり全員？
- 全員は大げさですが，ふつうの病院なら7割くらいは該当しますね．せん妄対策は一部の困った患者が対象ではない，ということです．

さて，せん妄には早く対応することが大事ということがおわかりいただけたと思いますし，とくに夜には皆さんが困ることが多いですね．該当するハイリスクを1項目とするのか，2項目該当のほうがよいのかなど議論もありますが，注意しておく，早めの対策をしておくうえでは，1項目で意識してもよいと思います．

64

「何かがおかしい」が出発点

POINT!
- Step 0（予防対策）ではハイリスク群に注意：睡眠薬（ベンゾジアゼピン作動薬）はなるべく避ける，夜間指示を相談しておく．

👨 では，「Step0（予防対策）」の具体策をみていきましょう．まずは睡眠薬です．入院時定型指示で，睡眠薬の指示はよくありますよね？

👩 せん妄が起こっていなくても，睡眠薬を使わないほうがよいのですね．

👨 そうですね．入院中のさまざまな状況が重なって発症するのですが，もともと起こりやすいハイリスク群の方に，原因の1つである睡眠薬をさらに加えることになりますから．

👩 不眠時の睡眠薬を，気軽に使いすぎていた気がします．

👨 夜間指示は，基本はPart2（夜間の薬の使い方の実際，p.29～）で示した薬剤と同じでOKです．

👩 せん妄ではない患者に使ってもよいのですか？

👨 はい．そのための「お手軽対策」です．せん妄ではなく不眠対策でも使えるように工夫しています．
　たとえば，ラメルテオンは時差ぼけにも使いますし，高齢者の睡眠薬の代替として使われているのがトラゾドンです．主治医との事前のコミュニケーションが，今夜の夜勤の皆さんの運命を左右します！

👩 責任重大ですね．がんばります．ほかに予防策はありますか？

👨 Part5で詳しく述べる，せん妄へのケアと同じです．結局は，患者が不安・苦しみが少なく，過ごしやすい環境を作ることにつきます．
　最初は，せん妄が起こってからの対応となってしまうかと思います．でも，慣れれば私たちの病院のように，自然と「ああ，この患者はせん妄を起こしそうだから予防策をとっておこう」とだんだん意識が高まっていきますよ．できるところから，すこしずつやってみましょう！

POINT!
- せん妄の予防は，基本的にせん妄のケアと同じことをすればOK！

Memo

せん妄の「準備因子」「誘発因子」「直接因子」
　せん妄には「準備因子」「誘発因子」「直接因子」の3つの因子があります．
　ここで挙げたハイリスク因子は，睡眠薬以外は準備因子に相当します．誘発因子は不快な症状や環境，直接因子は身体の異常や薬などです．
　巻頭とじ込みカードのせん妄治療ガイドにもStepごとに分けて記載しています．

Memo

ラメルテオン
（商品名：ロゼレム®）
トラゾドン
（商品名：レスリン®，デジレル®）

せん妄対策 成功への道しるべ　65

COLUMN8

さまざまなせん妄のスクリーニングツール

本書では，せん妄のスクリーニングツールとしてSQiDやDSTを取り上げました．

これ以外にもせん妄のツールはいくつもあります．代表的なものには，CAM，CAM-ICU，ICDSC，MDAS，DRS-R-98，ニーチャム混乱スケールなどがあります（**表3**）．

どれがよい・悪いではなく，その施設で決められたツールを使っていくのが基本ですが，せん妄のツールはやはり専門外では使いにくいのも事実です．

たとえば，CAMは簡単な診断ツールですが，項目の判断が判定者に影響されやすいので，すこしトレーニングを行わないと診断漏れが多くなってしまいます（**表4**）．最も信頼性の高い診断・重症度判定ツール

であるDRS-R-98は精神科的な項目があり，項目数も16項目と多いので，日常診療では使用しにくく，研究以外には不向きです．

そもそも，重症度を細かく判定しても，それによっていちばん大切な原因疾患への治療やせん妄への対応が大きく変わるわけではありませんので，日常診療では本文で取り上げたスクリーニングツールで十分だと思います．

ただ，せん妄チームを作ったり，現場での対策の効果を評価したいといった場合には，このようなツールを使って評価をするとよいでしょう．とくに，精神科ではない人が使うには，CAMやMDAS[6) 7)]が使いやすいと思います．

表3　せん妄の評価スケールの違い

	目的	項目数	特徴
CAM	（スクリーニング）・診断	4項目	一般病床でも簡便に使用できるが，使用者の主観に影響され，見逃される可能性がある．
CAM-ICU	（スクリーニング）・診断	4項目	ICUで使用するためのCAMの改良版．ガイドラインでも推奨されているが，CAM同様，使用者の主観に影響される部分がある．
MDAS	重症度	10項目	急性発症の項目がなく，診断やスクリーニングには向かないが，重症度評価に使われる．
DRS-R-98	診断・重症度	16項目	信頼性の高いツールで研究などにも用いられている．専門家向けの評価項目が多く，一般診療科が使うのには不向きである．
DST	スクリーニング	11項目	日本独自のツール．簡便に評価ができて感度は高いが，特異度（せん妄ではない症状をせん妄と判断してしまう）がやや低い．
ニーチャム混乱スケール	診断	17項目	看護師によるせん妄スクリーニングとして開発．看護研究でよく使われているが，重症度がせん妄の重症度を表していないという指摘もある．
SQiD	スクリーニング	1項目	簡便だが，日本語版の信頼性は検証されていない．

SQiD：Single Question in Delirium
DST：delirium screening tool
CAM：confusion assessment method，せん妄評価法
CAM-ICU：confusion assessment method for the intensive care unit，ICUのためのせん妄評価法
ICDSC：intensive care delirium screening checklist，せん妄の集中治療のスクリーニングチェックリスト
MDAS：memorial delirium assessment scale
DRS-R-98：delirium rating scale-revised-98

表4　CAM[5)]

1. 急性発症で変化する経過
2. 注意力散漫
3. 支離滅裂な思考
4. 意識レベルの変化

※1.と2.の症状は必須，3.または4.を満たせばせん妄と診断

Part3 (p.55 〜 67)の引用・参考文献

1) 和田健：せん妄の臨床　リアルワールド・プラクティス. 新興医学出版社, 2012.
2) Sands MB, et al.：Single Question in Delirium (SQiD)：testing its efficacy against psychiatrist interview, the Confusion Assessment Method and the Memorial Delirium Assessment Scale. Palliat Med, 24(6)：561-565, 2010.
3) Inouye SK, et al.：Nurses' recognition of delirium and its symptoms：comparison of nurse and researcher ratings. Arch Intern Med, 161(20)：2467-2473, 2001.
4) 町田いづみほか：せん妄スクリーニング・ツール(DST)の作成. 総合病院精神医学, 15(2)：150-155, 2003.
5) Inouye SK, et al.：Clarifying confusion: the confusion assessment method. A new method for detection of delirium. Ann Intern Med, 113(12)：941-948, 1990.
6) Breitbart W, et al.：J Pain Symptom Manage, 13(3)：128-137, 1997.
7) Matsuoka Y, et al.：Gen Hosp Psychiatry, 23(1)：36-40, 2001.

memo

Part4

せん妄へのケア
〜すべては安心のために！〜

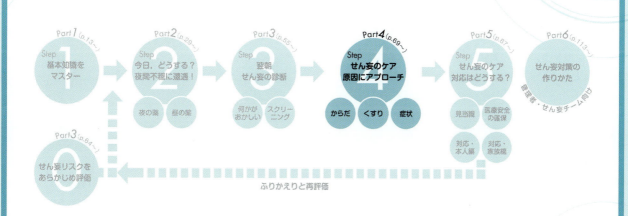

せん妄ケアの目標
～苦しい体験からくる不安を和らげる～

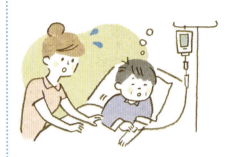

- まず，なぜせん妄の対策をするのか，一度おさらいをしましょう．
- 医療安全として，自己抜去や転倒の予防ですね．
- 確かに重要ですが，ここで強調するのは「患者さんの体験」です．
- 体験といっても，患者自身はよくわからなくなっているのでは？
- でも，酔っているときでも記憶はありますよね？
- ……(赤面)
- 患者さんも「昨夜はあんなことを……」と恐縮していたり，とくに排泄関係のトラブルは人間の尊厳を大きく傷つけます．回復後に，「あのときは自分でもよくわからなくて，怖かった」と話されることも多いです．
- せん妄って，苦しい体験なんですね．

せん妄は苦しい体験

| 変なものが見える | どこかわからない | 人間の尊厳 |

- ええ，とても！　「よくわからない」という強い不安があり，苦しいことから何とか逃れようと，おかしな行動になってしまうのです．ですから，患者の苦しみ・不安を和らげることがせん妄ケアの目標です．
  また，ご家族も，患者，すなわち自分の大切な家族がおかしくなってしまったのではと，強い不安に駆られます．
- この治療が悪かったのではないか，この薬のせいではないかと，ご家族からクレームが入ることもあります．説明しても，なかなか理解いただけないこともあります．
- それはクレームというよりも，ご家族にとって大切な人が，人間としておかしくなったのではなく，ほかの理由であってほしいという，ごく自然な感情からくるものですね．
- 患者さんやご家族の不安・苦しみに対処すること．それはつまり，ふつうの患者さんへの対応と同じということですね．

POINT! せん妄ケアの目標
- せん妄ケアの目標は，患者や家族の苦しい体験・不安を和らげること！

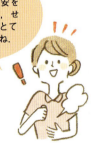

> せん妄という苦しい体験からくる不安を和らげることは，せん妄ケアとしてとても重要なのですね．

Memo

否認/転嫁
このような心の働きを，専門的には「否認/転嫁」といいます．
このような心の状態になっているとき，単なる説明は対処としては無効です．ご家族は本当に医療のせいだと思っているわけではないので，そうではないと説明しても解決しません．元の不安や苦しみへの対処が必要です．

評価とそれに基づくケア(1)
からだの状況を評価する Step3

せん妄へのケア Part4

1. せん妄の誘発因子

　せん妄は必ず，からだに原因がありますから，評価とケアも，原因に対応する必要があります．Part1で触れた，原因について覚えていますか？

　直接因子，誘発因子，準備因子でしたね？

　そのとおりです．看護師の役割で大事なのは，直接原因の診断に役に立つ情報を集めること，誘発因子（症状や環境）を可能な限り和らげることです．

2. せん妄の原因：病態への対応

　では，せん妄の原因を個別にみていきましょう．

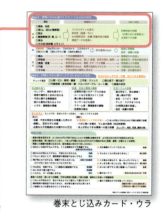
巻末とじ込みカード・ウラ

項目	看護師のケア	医師と相談
病態 □感染，炎症 □高Ca，低Na（電解質） □脱水 □臓器障害（肝，腎，心…） □貧血 □その他（低栄養，ビタミン）	バイタルサインの変化 尿所見（混濁・匂い） 水分摂取状況・皮膚/浮腫所見の確認 検査データの見直し	各種検査の依頼 （必要に応じ尿検査も） 点滴等での治療

Step 3：評価とそれに基づくケア（1）からだの状況

　まずは「感染，炎症」の項目からみていきます．せん妄はさまざまな病態の結果であり，その機序も多様です．原因の1つとして，炎症性サイトカインが脳血流関門などに作用して，脳の機能を乱してしまうことがあります．

　ふむふむ．

　感染は炎症ですから，せん妄の原因となります．

　「炎症」が別項目になっているのは，なぜですか？

　外科系の看護師さんはよくご存じだと思いますが，術後の患者のCRPは1～2日後に上がりますね．傷が治る反応にも，炎症が関与します．手術当日ではなく，翌日，翌々日にせん妄が悪化することも多い理由がここにあります．

　なるほど．傷が落ち着いてくれば，せん妄も落ち着くということですね．

　術後のせん妄については，そのような経過が多いですね．

　では，それほど心配しなくても大丈夫ですね．

CRP：C reactive protein，C反応性タンパク

せん妄対策 成功への道しるべ　71

🧑 いえいえ，ところが，そうではないのです．「術後なのでせん妄になって当然」ではダメです．

👩 なぜですか？

🧑 術後に感染が起こったらどうしますか？

👩 あっ！

🧑 術後に限りませんが，感染症を併発してしまう患者は多いです．熱などの症状が出たり，血液検査で異常が出る前に，せん妄が最初に発症することもあります．

👩 せん妄が最初に？

🧑 身体の中に異常が生じ，サイトカインが出て，それから炎症や発熱が起こります．ですから，サイトカインによってせん妄が早く出ることもあるのです．せん妄かなと思ったら，バイタルサインの変化がないか確認しましょう．熱はもちろんですが，心拍数の上昇や呼吸数，尿所見もチェックします．

👩 尿所見もですか？

🧑 はい．肺炎などは，何日も見逃されることはまずありません．しかし尿路感染症は，発熱や血液検査での異常が出ないことがあるのです．とくに臥床している高齢者などでは注意が必要です．すこしでも「おやっ？」と思ったら，尿検査もしてもらいましょう．

👩 尿路感染でせん妄ですか．これまで，あまり考えていなかったです．

🧑 細菌尿＝ただちに尿路感染とはいえませんし，症状がない細菌尿は治療しなくても，という考えを医師が持っていることが多いと思います．でも，せん妄は立派な感染の症状ですから，ほかの症状が乏しくても抗菌薬治療をすることで，せん妄が劇的に治ることもよく経験されます．

POINT!
・せん妄が感染症の発見の契機になることもある．感染症状・尿所見に注意！

炎症性サイトカインとは
サイトカインとは，免疫細胞がほかの細胞に情報を伝えるタンパク質です．炎症性サイトカインは，免疫細胞を活性化したり，発熱を引き起こしたりする働きがあります．
異常が起きた組織を治そうとする反応として重要ですが，過剰になりすぎると免疫反応が強すぎて逆効果になることもあります．

脱水にも注意
ここ数日の水分摂取状況，あるいは下痢をしていないかを確認し，口腔・皮膚所見などもよく観察しましょう．

🧑 炎症のほかには，脱水なども重要です．高齢者は，口渇感などを感じにくくなります．軽い脱水程度でもせん妄になることがあります．
BUN15，Cr 0.5（いずれも基準値）の方は，脱水でしょうか？

👩 基準値内ですから，脱水とはいえませんよね？

🧑 高齢者は筋肉量が減るので，クレアチニン（Cr）は低めに出ます．脱水の指標はBUN÷Crが20以上というものがありましたね？

👩 この方は……15÷0.5＝30ですね！

🧑 ええ．しかも20という数字は目安です．やはり，皮膚の状態，口腔内の状況，バイタルサインなど，さまざまな情報をしっかり見るようにしましょう．

BUN：blood urea nitrogen，尿素窒素

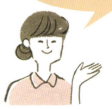

せん妄の評価として，バイタルサインの変化，尿所見，脱水，皮膚／浮腫所見，検査データの見直しなどが重要！

せん妄へのケア **Part4**

　なるほど．ほかには，どんなことがありますか？

　肝腎機能などの主要臓器の異常や電解質異常，貧血などがありますが，こ
れらは採血データでだいたいわかります．

　せん妄を発見したら，患者の安全のために，ケアでまず対処するのも大事
です．でも，原因をつかむために診察と追加の検査を医師に相談してください．

　とくに，数日前に採血していたようなときには，医師も含めて「大丈夫だっ
たはず」と考えがちです．せん妄が悪くなったときは，「数日前の患者とは状
態が違う」と考えましょう．

　はい．がんばって相談してみます．

巻末とじ込みカード・ウラ

3. せん妄の原因：薬への対応

　相談することは，まだまだ続きますよ．患者の内服薬などもチェックしま
しょう．

| 薬 | □睡眠薬　□H₂ブロッカー　□オピオイド　□ステロイド
□抗コリン薬　□抗ヒスタミン薬　□抗がん剤など | ⇨ 投与薬剤check | ⇨ 医師に再確認
変更・減量の相談 |

　それは医師がわかっていますよね？

　いえいえ，ここは看護師さんのサポート力の見せどころ[*1]です．

　でも，薬の変更は医師には言いにくいですね．

　その場合，薬剤師さんから伝えてもらうのがいいかもしれません．情報が
スムーズに流れるように調整することも，何より患者さんのためになります．

　上の「薬」にある項目のうち，睡眠薬はわかります．H₂ブロッカーは，ファ
モチジン（ガスター®）ですか？患者さんがよく飲んでいます．

　はい．機序は不明ですが，せん妄の原因になります．ほかのH₂ブロッカー
も可能性があります．せん妄を考えた場合には，プロトンポンプ阻害薬（PPI）
に変更するのが無難ですね．もちろん，オピオイドやステロイドはせん妄の
原因としてよく取り上げられます．

　抗ヒスタミン薬，抗コリン薬もですか？

　はい．抗コリン作用は広範な薬が持っています．さまざまな抗うつ薬や，
ブチルスコポラミン（ブスコパン®）などもそうですね．「緑内障禁忌」とある
ような薬が代表的です．睡眠薬も抗ヒスタミンも，せん妄を悪くする可能性
がありますが[*2]，使いかたのポイントは「使うなら寝るまで使う！」でしたね．

　いろいろありすぎて困ってしまいます．

　そうなのです．ですから，せん妄が起こったら覚えておいてほしいのは，「必
要最小限の薬で」です．専門外の薬に手を焼くのは医師も同じです．また，
基本的に医師は薬を始めるのは得意ですが，中止するのは不得意なことが多

*1　持参薬や他科からの薬は，医師も全部は把
握できていないことがあります．医師の指
示にはダブルチェックがかかりにくいのも
盲点です．

Memo

H₂ブロッカー
ラニチジン
（商品名：ザンタック®）
シメチジン
（商品名：タガメット®）
ニザチジン
（商品名：アシノン®）
ラフチジン
（商品名：プロテカジン®）
など

*2　どの薬がよりせん妄のリスクが高いかは，
はっきりわかっていません．
　ただ，本書では「たとえ間違って使ってもよ
り安全」がテーマなので，睡眠薬より抗ヒス
タミン・抗コリン作用がある薬剤のほうを
選びました．とくに注射の睡眠薬は，不慣
れななかで使うとただちに生命に影響しか
ねません．

PPI：proton pump inhibitor，プロトンポンプ阻害薬

せん妄対策　成功への道しるべ　　73

いので，看護師さんからのアプローチがよいきっかけになると思います．薬剤師さんとも相談するのをお勧めします！

POINT!

- せん妄の原因となる薬：
  薬の必要性を医師・薬剤師と相談しよう．医師は基本的に中止が不得意！

Memo

プロトンポンプ阻害薬 (PPI)
オメプラゾール
（商品名：オメプラゾン®）
ランソプラゾール
（商品名：タケプロン®）
ラベプラゾールナトリウム
（商品名：パリエット®）
エソメプラゾール
（商品名：ネキシウム®）
など

4. せん妄の原因：症状への対応

次は，症状です．ここからは看護師が主体になっていきます．

症状			
□痛み	→ ・十分な鎮痛薬投与	→	・鎮痛指示の見直し
□呼吸苦	→ ・呼吸状態check, 涼しい室温, 空気の流れ, 薬剤	→	・酸素投与・呼吸苦緩和指示
□便通・尿意	→ ・排泄状況check, 残尿, カテーテル閉塞	→	・便通薬などの調整
□不眠	→ ・睡眠指示check, 夜間の巡回などの工夫	→	・不眠時指示の見直し
□その他	→ ・不快な症状の緩和に努める	→	・治療・症状緩和指示

1）痛み

不快な症状をとる，ということですね．あたり前のようにも感じますが．

頭で理解できていても，完全にはむずかしいですよね．たとえば術後の痛み，まったくないようにコントロールできていますか？「痛くてもしかたがない」が，日本では文化として定着してしまっています．患者さん自身も我慢してしまいます．

確かに，PCAも，患者さんに説明してもなかなか押してもらえないこともあります．

もちろん，痛みを完全に取ることがゴールではありません．とくに急性期は痛みを警告反応として，取り切らないことが重要な場合もあります．また，がん以外の慢性疼痛は，レスキューに頼らず，痛みとつきあう視点が重要だったりもします．

しかし，まずは痛みがあるか聞くことが大事です．せん妄でも，暴れている理由をよく聞くと「痛い」「苦しい」ことも多いです．苦しいという訴えがわかったら，指示薬を使ってみましょう．

術後，ジクロフェナク坐薬（ボルタレン®サポ®など）6時間おき，というような指示だと，次の投与時間まで我慢してもらっています．

患者さんに「あと◯時間使えません」ではなく，医師に「患者さんはまだ痛がっているので，次の指示をお願いします」と相談してみてください．たとえば，オピオイド鎮痛薬は基本的にすべての痛みに使用できますし，鎮痛の

巻末とじ込みカード・ウラ

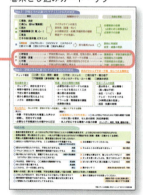

Memo

PCAとは
PCA：patient controlled analgesia，自己調節鎮痛法．
術後などで，自分で痛み止めを追加できるようにすること．フェンタニルやモルヒネなどを使うことが多いです．

74

ゴールに向けて，副作用の許す範囲でいくらでも増量することも可能です．
🧑 がん患者ではなくても，麻薬を使うのですか？
👩 フェンタニルは術後によく使っています．整形外科などではトラマドールもよくみるようになりましたが，これもオピオイドです．モルヒネはもともと戦争で使われた痛み止めですから，「がんだけ」というのは日本の"我慢文化"が作り出した誤解です．
🧑 なるほど，私たちにも先入観があるのかもしれません．

> **POINT!**
> ・せん妄の原因：痛みへの対応
> 「あと○○時間待ってください」と，単に我慢させてしまっていませんか？

Memo
トラマドール
（商品名：トラマール®，トラムセット®配合錠など）

2) 呼吸苦

🧑 次は呼吸苦ですね．呼吸苦がある場合は，酸素を投与します．
👩 確かにそうですが，呼吸苦と呼吸不全は異なります．呼吸苦は，たとえば感染予防のマスクによっても起こります．日常で，いくら酸素を投与しても呼吸苦が改善されないこともけっこうありますね．
🧑 では，どうすれば？
👩 そこで，ケアです！真夏の暑い男子運動部の部室に入ったら，どうなりますか？
🧑 息苦しくて呼吸できなくなります……あっ！
👩 そう，その逆です．涼しいさわやかな高原の風のイメージです．病室には，さまざまな匂いがこもったりもします．換気，室温を下げる，扇風機などで風が当たるようにする，これらの工夫で楽になります[*1]．
🧑 体感的にはよくわかりますが，ケアとしては実際にはあまりやっていないです．
👩 呼吸苦を和らげる薬剤[*2]の投与も有効です．
🧑 呼吸苦で薬はあまり出してもらったことがないです．
👩 そこで医師に相談してみてください．不安も呼吸苦の増悪因子となるので，とにかくケアで安心してもらうことが重要です．酸素の使用が本人にとって安心なら，それも1つの方法です．

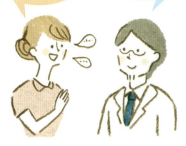

[*1] 専門的にいうと，顔の三叉神経の支配領域が涼しく感じると，息苦しさが緩和されます．

[*2] モルヒネ，ステロイド，抗不安薬，鎮咳薬，去痰薬などが有効とされます．

> **POINT!**
> ・せん妄の原因：呼吸苦への対応
> ケアと薬で安心感を．酸素療法は必要に応じて行う．

3)そのほかの症状

👧 症状緩和の対策を挙げていくときりがないですが，排便・排尿の切迫感も重要なせん妄の要因です．

👧 そういえば，夜間トイレに行きたくて不穏になる方もいますね．

👧 はい．残尿やバルーンの閉塞などをチェックしましょう．生理学的欲求は切実なので，せん妄のような脳機能が落ちているときには，脳が処理しきれなくなって混乱するのですね．ですから，痛み・呼吸苦・排泄・不眠，そのほかの生理学的な苦痛を緩和するケアが重要になります．

👧 欲求が満たされると，ホッとしますからね．

👧 私が経験した症例に「空腹性せん妄」がありました．絶飲食で「おなかがすいた」と不穏だった方が，食事をとった直後に落ち着きました．

👧 食欲も強い欲求ですものね．

POINT!

・せん妄の原因：症状のまとめ
　切迫した苦しみを緩和して，安心してもらうことが重要！

COLUMN 9

呼吸苦への3大薬物療法：MST

　疼痛については，緩和ケアの浸透により対応が進んでいます．しかし，呼吸苦についてはまだまだ誤解があります．

　呼吸苦は不快な症状のことで，酸素不足の呼吸不全とは概念が異なります．呼吸不全については原因の治療がいちばんの対策ですが，呼吸苦は症状であるため，症状緩和の薬も大切になります（図1）．

1) モルヒネ

　モルヒネというと，「呼吸抑制」をおそれる方が多いですね．しかしこれは大きな誤解です．たとえば，救急外来に，過呼吸で息苦しさを訴える方が来院したとき，まず始めに「落ち着いてゆっくり呼吸して！」と声をかけますね．つまり，呼吸抑制してくださいと頼んでいるのです．

　しかし，呼吸苦自体が，呼吸回数を増やそうとする働きを引き起こしますから，自力で呼吸抑制できる方は少ないので，薬を使うとよいのです．単に感覚の問題ではなく，呼吸回数が適切に減ると効率のよい呼吸になるため，酸素化自体も改善します．

　がんではなく肺炎でも，呼吸回数30回/分前後で酸素投与をしていてもなかなか酸素飽和度SpO_2が85％程度にしかならない場合，少量のモルヒネ（たとえば3mg皮下注射）で呼吸回数20回/分前後になれば，SpO_2が90％以上に改善することはよく経験されます．

　モルヒネによる呼吸抑制で，呼吸回数6〜8回/分までは，酸素の低下やCO_2の蓄積はないとされていますし，呼吸器疾患である重症COPDでもモルヒネは安全に使用できると，さまざまな研究で明らかになっています．

　なお，モルヒネで皆さんがおそれている「呼吸状態

図1　呼吸苦への3大薬物療法：MST

モルヒネ	ステロイド	抗不安薬
Morpine	**S**teroid	**T**ranquilizer

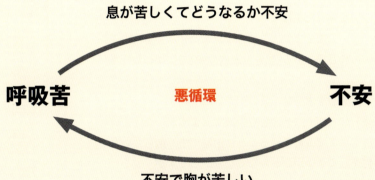

図2　呼吸苦と不安の悪循環

悪化＝呼吸不全」になる場合は，その前に意識障害が訪れますので，通常の適切な投与で起こることはありません(むしろ，薬剤の不適切な過量投与なので，なんらかのエラーがなければ起こらないことになります).

2) ステロイド

呼吸器疾患，とくに肺炎，喘息，腫瘍などで呼吸苦が起こる場合，気道や肺内になんらかの浮腫が起こっていることがよくあります．ステロイドは炎症性浮腫を改善する作用がありますので，呼吸状態を改善するために使用してみる価値は十分にあります．

3) 抗不安薬

呼吸苦は不快な感覚ですが，不快な感覚は不安もよび起こします．一方で，不安も「胸が詰まる感じ」として呼吸苦を引き起こす場合があります(**図2**)．

この悪循環を止めるには，不安への対応も重要になります．せん妄でも不安への対応は重要で，薬だけで対応できるものではありません，抗不安薬による薬物療法も有効な方法です．抗不安薬だけでは呼吸苦を十分に改善できるとは限りませんが，モルヒネと併用すると呼吸苦を抑えられるとされています．

＊

これらの3大薬物療法に使用される薬剤は，いずれもせん妄のリスクにもなるので，せん妄のある患者にむやみやたらに使用することは勧められません．

しかし，呼吸苦自体はせん妄の症状を悪化させる誘発因子で，痛みは我慢できても呼吸苦は我慢することがむずかしい症状なので，積極的に緩和方法を検討することも重要です．

ぜひ，本書で述べたケア以外に，薬物療法についても主治医や緩和ケアチームなどの専門家とよく相談してみてください．緩和ケアチームがなくても，近年全国で行われている緩和ケア研修会(PEACE研修会)でも呼吸苦の対応が取り上げられているので，修了した医師に相談するのもよいと思います．

評価とそれに基づくケア(2)
まわりの状況をチェックする Step3

さて,「からだの要因」の次は,「まわりの状況」について見ていきましょう.

| チェック項目 | □入院・ICU・照明・騒音　□不安・ストレス　□視力低下・聴力低下 □可動制限（身体抑制・柵・バルンカテーテル・ルート類）　□家族の状況 |

- このようなことをチェックするのですね.
- 治療よりケアの役割がいよいよ増します．これらの対策でせん妄を治すことはできませんが，いちばんの目標である「患者・家族の安心」にはむしろ重要です．
- これまでは，ケアでせん妄を治すようなイメージでした．
- もちろんケアは治療の遂行に大切で，せん妄も軽減できますが，たとえば敗血症で低下した脳の機能をケアで改善させることは困難です．治らないと思うと，せん妄に対して何をしてよいかわからなくなりがちですが，安心のためのケアなら特殊ではないですね．

　ケアの目的を4つに大きく分けましたので，それぞれみていきましょう．

POINT!
・「まわりの状況」への対策：
　見当識を保つ，快適・安全な環境の構築，生活リズムの改善，安心の向上

1) 見当識を保つ

- 見当識を保つのも,「安心のために」が目的です．どこにいるのか，何をされているのかがわからないと，患者は当然不安になります．
- 「家に帰る！」「とりあえずやめてよ！」となるわけですね.
- そう，患者側にも，そう行動してしまう理由がちゃんとあるのです．そこに対応しましょう．訪室時に，さりげなく「今日は12月○日，もうすぐお昼の時間ですよ」とか，「○○病院の何階の病室ですよ」と伝え続けるのも有効です．覚えてもらうのは期待せず,「やさしく，根気よく」です.
- 場所がどこかをわかってもらうためには，メガネや補聴器の準備も必要なのですね.
- 目的が「安心」だとすると，たとえば「ここは病院じゃないですか！ さっきも言いましたよね？」といったような言葉は逆効果なのがわかりますね.
- 説得しすぎると，怖く感じてしまうかもしれません.
- 具体的な対応例は後述しますが，説得・問い詰めはしないことを覚えてお

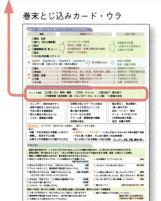

巻末とじ込みカード・ウラ

巻末とじ込みカード・ウラ

見当識を保つ
・カレンダー，時計を見やすく
・時間や場所をこまめに伝える
・予定に関する情報提供
・窓から景色が見えるように
・メガネ・補聴器の準備

Memo
見当識を保つための工夫
　大判のカレンダーを壁に貼って予定を書き込んだり，経過した日にバツ印をつけるなどもよいでしょう．家族に，大きな時計や本人の腕時計を持ってきてもらうなども依頼しましょう．

今日から12月
ですね．

いてください.「やさしい口調で, 安心のために正しい情報を伝える」ことです.

2) 快適・安全な環境

快適な環境としては, 制限や不快なことが少なくなるようにします. 患者にとって, ルートやカテーテル, コード類は必要ですが, 不快でもありますね. ですから, 必要最小限にします.

なくすことができない管は, 病衣の中を通すなどして見えにくくすると,「よくわからないから抜いてしまおう」ということが減ります.

身体抑制をどうするかが, むずかしいですね.

安全を保つのも必要ですからね. でも, Part2で述べたような薬の使いかたで夜眠れるようになったり, 日中のイライラ・不穏が軽減できるなら, 苦しい身体抑制は減らせるかもしれません.

また, 身体抑制自体もせん妄や不穏の悪化要因となり得るので, できるだけ直接の抑制以外の方法を工夫しましょう.

最近は離床センサーも使用しますね.

そうですね. あとは, 安全面でハサミなどの危険物を預かっておく, 物を落としたり転ばないように机の上や床を整理しておく, といったことも有効ですね.

3) 生活リズムの改善

生活リズムの改善は, よくやっています. 昼間に車椅子でナース・ステーションに来てもらうなどしています.

そうですね. ただ, 無理矢理はしないことです[1].

体調が悪いときには安静も重要な治療なので. 風邪をひいたときに, 1日中眠いことがありますね. そんなときに身体を動かせといわれるのはかえってよくないので, 程度問題です. 自然と起きていられるような刺激は大切ですので, テレビ・ラジオを見たり, 何かをしてもらうことはよいと思います.

「昼は明るく」は, よくいわれます. 夜は暗くする必要はないのですか?

多少の光がないと, 夜中に目が覚めたときに場所がわからなくなります.

なるほど.

また, 夜間の安眠のためには巡回・処置の工夫も必要です. 夜間の点滴交換・処置を減らしたり, 何より「24時間点滴」を見直しましょう.

でも, 点滴って大事ですよね?

「1日3本なので8時間ペース」と機械的になりがちですよね. でも, 私たちのふだんの生活を考えてみると, 夜, 水を飲みますか?

飲みませんね.

濃い高カロリー輸液でなければ, 多くの場合はそれでも大丈夫なはずです.

巻末とじ込みカード・ウラ

快適・安全な環境の構築
- 必要性の低いカテーテルの抜去
- ルートなどを見えにくく工夫
- 最小限の身体抑制
  センサーなども活用
- アラーム音・環境雑音の調整
- 危険物の除去

Memo

快適・安全な環境

たとえば, 厳密な尿測は病態から必須ですか? オムツのカウントでもよければ, 管が1本減ります. また, 24時間の心電図モニタが本当に必要かどうかなど, 見直す部分も少なくはありません.

「念のため」の処置で不穏の危険を高めるのは逆効果です.

巻末とじ込みカード・ウラ

生活リズムの改善
- 昼は明るく, 夜は薄暗く
  (真っ暗は不安)
- 坐位・リハビリ・散歩
- テレビ・ラジオをつける
- 24時間点滴の見直し
- 巡回・処置の時間

それどころか，24時間点滴は夜間のトイレにつながります．尿意が切迫すると，どうなりますか？

あっ，せん妄ですね．トイレで夜起きてしまうのも，ルートの不快も，むしろせん妄の原因を増やしているようなものですね．

24時間必須の点滴というのは，昇圧薬や抗凝固療法など一部です．数時間でも点滴がない時間帯があれば，その時間は自己抜去しないので身体抑制も不要です．

せん妄対策にはいいことづくめですね．

裏を返せば，せん妄ではない人にも意図せずに不快感を与えてしまっていることになりますね．

4）安心を引き出す対応〜患者編〜

安心を向上：本人の不安・家族の不安への配慮と，一緒にケアをする姿勢

本人へ	家族へ
・体験・不安な気持ちを尊重した声かけ	✕ 監視役としての付き添い → ◯ 本人が安心できるために可能な範囲で依頼
・傾聴し，否定せず共感	・十分に想いを聴き，せん妄の説明（対応例参照）
・必要なら不安軽減のため穏やかに訂正	・本人が安心できる環境への協力依頼　カレンダー，時計，写真，趣味の物…

まず，患者の安心を引き出すための対応例をみていきましょう．

声かけ例①（わるい例）
看護師：駄目です，動かないでください！
患　者：○▲……離せ！

声かけ例①（よい例）
看護師：どうされましたか，何かお困りですか？
患　者：だって，こんなところに閉じ込められて！
看護師：どこにいるかわからないと不安ですよね．ここは○○病院ですよ．
患　者：ん？病院なのか……

声かけって，むずかしいです．「何を言ってもわかってもらえない」と思うこともあります．

それです！わかってもらおうと説得・説明したくなるのは医療者の性分ですが，これが落とし穴です．相手はよくわからずに困って，不安なのです．

どうすればよいでしょう？不安だとすると……傾聴ですか？

そうですね．不安でただ困っている場合には，突然強く説得したりしませんよね．でも，せん妄だと，こちらも安全を確保する意識が先に立ってしま

Memo
「説明」の落とし穴
　説明は知識不足を補うためのものですが，知識があっても感情が受け入れてくれなければ納得は得られません．
　ですから，相手の感情に対処する必要があります．不安のままではどうやっても納得できません．

Memo
真の"傾聴"とは
　傾聴とは，単に相手の話を聞くことではありません．相手のために関心を持って話を聞く姿勢を，相手にちゃんと伝えることが，傾聴です．

80

うので，ついそうなってしまうのです．
　まずは，「やさしく，おだやかに」です．突然怒鳴って制止されたら，「なんだよ？」って思うでしょう．せん妄の方の体験は，まさにそれなのです．

　まずは気持ちを受け止めるのですね．それだけでもいいのですか？

　「つらい感情を聴きます」という姿勢を示すだけでも，相手は何か訴えてみようという気持ちになります．頭ごなしに否定されたら，反発もしたくなりますよね．
　では，次の例はどうでしょう．

> **声かけ例②（わるい例）**
> 患　者：これから営業に行かないと！
> 看護師：はいはい，お仕事がんばってくださいね．

　否定せずに受けていて，悪くない気がします．

　でも，せん妄の場合は，逆効果になりがちです．勘違いが助長されてしまい，収拾がつかなくなったりします．また，せん妄を自覚している人もいるので，「適当にあしらったな」と怒りに火を注ぐこともあります（次ページのコラム10参照）．

　そんなことがあるのですか？

　酔っているときも，あしらわれたなと感じるとムカっとくるでしょう？相手の言うことを受けつつ，穏やかに修正するのも大切です．見当識を保つ工夫にもなりますね．

> **声かけ例②（よい例）**
> 患　者：これから営業に行かないと！
> 看護師：お仕事の最中のような気がするのですね．
> 患　者：そりゃそうだよ．
> 看護師：でも，ここは○○病院なので，不思議な感じですね．
> 患　者：ん？ 病院なのか……

　なるほど．これでもうまくいかなければ？

　混乱が強いときには，話を合わせないと落ち着かないこともあるので，ケースバイケースですが，基本は相手の不安・苦痛を語ってもらうことです．また，おかしくなってしまったのではない，と伝えるのもよいですね．

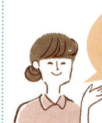

患者さんへの声かけは「やさしく，おだやかに」，話を聴くという姿勢をきちんと示すことですね．

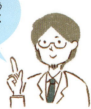

そうですね．医療者はまずわかってもらおうと，説得・説明したくなりがちです．

では，続きの会話をみてみましょう．

声かけ例②（よい例）

患　者：そんなはずはない，おかしくなんかなっていないぞ．

看護師：そう思われるのも無理はありません．でも，おかしくなったのではなくて，体調が悪いときには誰でもそうなるんですよ．

患　者：おかしいんじゃないんだな……．

看護師：こういうとき，天井のしみが虫に見えたり，誰かがいるような気がすることがあるんですが，○○さんはいかがですか？

患　者：実は，虫が這っているように見えて怖いんだ．カーテンの影から誰か覗いているし．

看護師：それは怖かったですね．そのような症状を抑える薬を使いましょう．

COLUMN10

声かけのむずかしさ・大切さ〜ある夜のできごと〜

　肺がんで化学療法中だった60歳代の男性の話です．

　化学療法は有効で継続されていたのですが，化学療法による体調低下や高カルシウム血症もあり，せん妄が続いていました．病状は進行しており，化学療法に賭けたいというご本人の思いも優先しながら，せん妄で夜間の混乱が出つつも，さまざまな治療が継続されていました．

＊

　せん妄対策の薬剤ももちろん使用しましたが，いろいろ薬を使っても眠れない日もありました．完全なコントロールは困難でした．

　夜間覚醒は頻繁で，そのたびに「フランスに今いる」など，海外出張をしているようなせん妄を発症していました（海外出張で世界中を飛び回るビジネスマンでした）．

　英語で話しかけられたりもしましたが，それほど危険行動にはつながらず，翌日ご本人もしっかり覚えている状況でした．

　ご本人も「ある程度眠れればよい」との希望でしたので，ご本人の選択を優先して，その日に使用する薬剤を相談しながら過ごしていました．

＊

　そのような「海外出張のせん妄」にも病棟スタッフが慣れたある晩，「ドバイの空港で……」と始まったので，看護師が「空港です．○○しましょう」と声をかけたところ，ご本人は「せん妄だとわかっているんだから，話を合わせるな．失礼だな！」とご立腹されました．

　その場は看護師が謝り，それ以上の問題にはなりませんでしたが，翌日みんなで，「せん妄の最中でもご自分がせん妄とわかっている．せん妄の最中は英語で話したりするけれど，こちらが日本語で話しかけても英語で返ってくるし，ちゃんとコミュニケーションは取れる」と感心したものです．

　せん妄の最中でも，相手を敬い，ていねいに接する，その大切さを教えていただきました．

🧑 幻覚が見えているかは、やはり聞きにくいですね。

👩 ええ、「幻覚が見えていますか？」と聞いてもなかなか答えてはくれませんが、「おかしなことではない」と保証したあとなら、けっこう大丈夫なものです。「自分がおかしくなってしまったと思って、黙っていた」と。

横並び文化の日本人には、この「ほかの人は○○だけど、あなたは？」形式の質問は、たとえば今後の治療の希望を尋ねるとき、大事だけど聞きにくい質問のときなど、いろいろな場面で使える秘技の1つです。

🧑 他人を引き合いに、直接的ではなく、すこし遠回りして尋ねる感じでしょうか。

👩 そのとおりです。相手の不安に応える姿勢を見せれば、意外とスムーズに話してくれます。さて、幻覚がある場合、使うのは抗精神病薬でしたね。

🧑 飲んでくれるかな……。

👩 「コワイ場所から逃げたいけど、なにやら白い服を着た人があやしいものを差し出す」状況になってしまうと、飲んでくれないわけですね。

でも、このようにまず本人から話してもらえば、「痛かった」「尿意がつらかった」など、できるケアが見つかります。本人が困っていることに対する対応の提案は、意外と受け入れやすいものです。そうすれば、抑制しなくてもすむことが増えると思いますよ。

POINT!
- 不安なこと・苦しいことを話してもらおう！
- そうすれば対応の糸口がつかめ、患者も安心できます。

5) 安心を引き出す対応〜家族編〜

👩 最後は、家族への対応です。

🧑 夜付き添ってもらうためにも、ですね。

👩 う〜ん、「監視役としての付き添い」はダメ！です。

🧑 でも、夜は人手がなくて困ります。

👩 本人には、昼間は起きていてほしいですよね？　となると、日中に安心できる環境が大切です。昼間にこそ、家族にいてもらうことが大事ではないでしょうか？

🧑 それはそうですが……。

👩 治療としても、夜はしっかり寝てもらうのが重要で、安全確保は医療者の役目です。家族が夜の監視役でクタクタになったら、逆効果ですね。

また、家族はせん妄を起こしている患者を前に、とても不安を感じています。家族は医療の専門家ではありませんから、点滴・モニター、そして患者の一挙手一投足に目を光らせないと、という強いプレッシャーがかかります。

Memo

語ってもらうコツ

相手は「おかしなこと」が続いているので、このつらい気持ちを聴いてほしい、なんとかしてほしいと思っています。

訴えたいことがある人に対応する場合、ちゃんと聴く姿勢があることを示すだけで相手は語ってくれるものです。

逆に、会話が説明や説得から入ってしまうと、相手は「この人は事実を押しつけるだけで、気持ちを聴いてくれない」と思ってしまいます。

家族の安心は、患者さん自身の安心にもつながります。

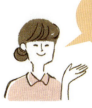

患者さんと同様、しっかり気持ちを聴くことが大切なのですね。

そのような状況で，もし患者本人が動いたり，点滴を触ってしまったら？

「ダメ！」と怒鳴りつけてしまうかもしれません．

そうなれば，本人にとって安心・安全な環境どころか，家族までが自分の敵に映ってしまうかもしれません．

そういわれると，夜に安易に電話していたかもしれません．

もし家族が安心して本人に接することができたら，患者自身も安心ですね．「どこかわからないけれど，とりあえず家族がいたら安心」です．ですから，ご家族の不安にもしっかり対応することが大切です．

患者と同様，「しっかり気持ちを聴く」ことですね．

そのとおりです！家族の現在の状況への想いや不安がわかれば，それを解消する手がかりとなります．「認知症が悪化した？」などと心配している場合も多いです．

入院したら認知症が急に悪くなると，心配する家族はよくおられますね．

でも，それは絶対にありません．また，急に認知症になることもありません．それは単にせん妄の状態を見ているだけです．ときどき医療者でもこのような説明になりがちなので，気をつけましょう．

「家族への対応」を以下にまとめます．対応の順番も大切です．次のような流れで進めてみましょう．

> **Memo**
> **家族への対応のコツ**
> 家族への対応も，説明からではなく，気持ちを十分に聴くところから始めましょう．
> 日常の医療場面では，家族の気持ちとは関係なく悪い知らせや，DNRへの同意などの話が出たりします．
> こんなときこそ，看護の力で「家族は第2の患者」を実践しましょう！

家族への対応のまとめ
1）不安を聴く
2）不安はもっともだと共有する
　・共有だけでなく，労をねぎらったり，「心配をかけてすみません」などと伝えると，家族の不安は大きく和らぐことが多い．
3）せん妄について，しっかり情報提供する
　・「認知症や精神異常ではないこと」を伝える．
　・「体調が回復すれば改善すること」を伝える．
4）本人が不安な状況なので，安心できる環境を一緒に作ることを提案
　・時計・カレンダー・家族の写真・趣味の物などを持ってきてもらう．
　・可能な範囲で，（安心のために）付き添ってもらう．

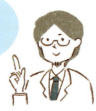

不安を聴く，不安を共有する，情報提供をする，提案する……，家族への対応も順番が大事です．

むずかしそうだけど，がんばってみます．

「本人の安心のために一緒にがんばりましょう」という姿勢があれば大丈夫です．そうすれば，同じ目標のための仲間になれます．

こちらから家族に指示を出してしまうと，経過が思わしくないときに「言われたとおりにやったのに」と不満になってしまいますが，仲間なら「まだまだ大丈夫，挽回するようにがんばろう，私（家族）も手伝います」となります．

> **Memo**
> **指示・指導にならないように**
> 「○○してください」という指示や，説明・説得は，上下関係あるいは対立関係を作り出します．
> ケアには関係性がいちばん重要な鍵になるので，できるかぎり同じ目線の高さで，同じ目標に向かう「仲間」の関係を作ることが大切です．
> そうでなくても，家族からみて医療者は専門性があるため「上」の立場に見えやすいので，医療者が，目線の高さを合わせる努力を意図することが重要です．
> このような姿勢は意志決定支援の場面でもとても重要で，Shared Decision Making（SDM：意志決定過程の共有）とよばれます．

こういったことを考えても，付き添いを指示する形にならないことが大事ですね．

「一緒になって行う」「相談しながら行う」……，医師とも，家族ともですね．そうすれば，いろいろなことがうまくいく，ですね！

POINT! 家族への対応の奥義

患者の安心のために，家族と一緒になってケアを作る姿勢を！
・指示・指導→✕
・どのようにしたら患者が心地よいか，家族から意見も取り入れて工夫→○

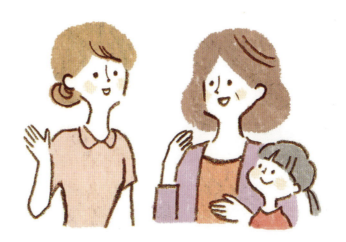

Part4 (p.69〜85) の引用・参考文献
1) 卯野木健：睡眠とせん妄．ICNR, 2(1)：45-50, 2015.
2) 茂呂悦子編著：せん妄であわてない．医学書院，2011.
3) 酒井郁子ほか編：せん妄のスタンダードケア Q&A100 —"どうすればよいか？に答える"．南江堂，2014.
4) 八田耕太郎ほか編著：病棟・ICUで出会うせん妄の診かた．中外医学社，2012.
5) 一般社団法人日本集中治療医学会 J-PADガイドライン作成委員会編：日本版・集中治療室における成人重症患者に対する痛み・不穏・せん妄管理のための臨床ガイドライン．総合医学社，2015.
6) 上村恵一ほか編：がん患者の精神症状はこう診る 向精神薬はこう使う．じほう，2015.
7) 亀井智子編著：高齢者のせん妄ケアQ&A―急性期から施設・在宅ケアまで．中央法規出版，2013.
8) 山田宇以編：特集 せん妄―身体疾患としての視点から〜多職種チームでサインを逃さず予後の改善をめざす〜．Medical Alliance, 1(2), 2015.

*家族への説明パンフレットの例は，筆者ホームページ http://せん妄.jp に掲載しています．

memo

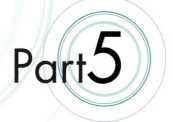

事例で復習！

〜こうすればうまくいく
動きかた・考えかた〜

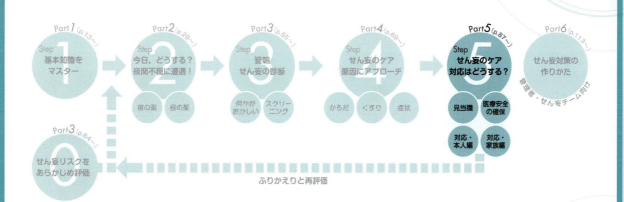

事例	高齢患者の術後せん妄に
1	トラゾドンを使い改善

 この章では，具体的な事例をみながらこれまでの考え方の実践的なおさらいをしてみましょう．

事例1：高齢患者が術後，不穏状態に！

- 82歳女性．転倒による大腿骨頸部骨折で入院，緊急手術を行った．ICUには入室せず，病棟に直帰された．
- 手術当日は，夜間ぐっすり眠っていた．
- 翌日（POD 1）である今日の日中はややぼんやりしており，昨日入院して手術したことをあまり覚えていなかったが，とくに危険行動はなかった．
- 今日の採血では，肝機能，腎機能はとくに異常なかったが，白血球が8,300/μL，CRPが5.3mg/dLと術前より上昇していた．
- 夕食後からしっかり覚醒し，起き上がろうとしてセンサーが反応．あわてて夜勤の看護師が駆けつけたが，「家に帰る」と話すばかりであった．

 この事例，いかがでしょうか．
 よく経験する光景ですね．
 この事例では，以下のような指示が出ていました．

不眠時指示：
不眠・不穏時　リスペリドン（商品名：リスパダール®）内用液1包，
ハロペリドール（商品名：リントン®）1A

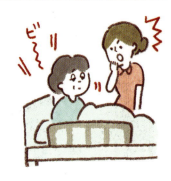

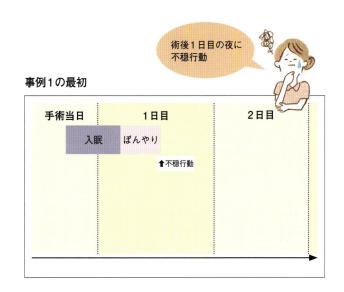

事例1の最初

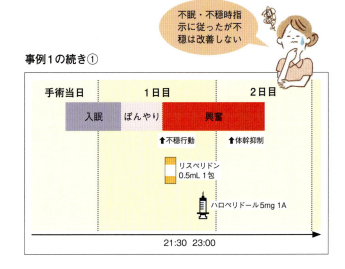

事例1の続き①

88

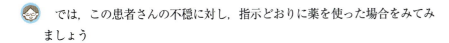

👵 では，この患者さんの不穏に対し，指示どおりに薬を使った場合をみてみましょう．

事例1の続き①：指示どおりに薬を使った場合
- 看護師は指示に従って，21時30分にリスペリドンを内服させたが，あまり効果はなく，さらに声を上げるような状況だった．
- 23時にハロペリドールを筋注したが，制止が効かないため，朝まで体幹抑制を行った．

👩 残念な結果ですね．

👵 この事例は，冒頭の症例と実はほとんど経過は同じです．薬の使い方をすでに学びましたので，ちょっとだけ時間を巻き戻して，夕食後寝なかった段階で，どうすればよかったのか考えてみましょう．

👩 患者さんが薬を「飲める」状況なので，まず最初にトラゾドン（商品名：レスリン®，デジレル®）を使ってみる，でしたね．

👵 そうですね．トラゾドン1錠を飲んでもらったらどうなるか，事例の経過を見てみましょう．

事例1のやり直し①：夕食後にトラゾドンを使った場合
- 夕食後，寝ないようだったので21時30分にトラゾドン1錠を飲んでもらった．すこしウトウトしたようだったので，まだ起きてはいたが様子を見ることにした．
- 0時過ぎからゴソゴソとしだした．ベッドから降りようとするなど不穏行動があり，入眠を促したが，しばらくするとまた離床センサーが反応してしまう状況．2時になっていたので追加の薬剤の使用もためらわれたため，朝まで数度，入眠を促しながらなんとか過ごした．

👩 あら？ ダメな感じに終わっちゃいましたね．

👵 とっても惜しいですが，不眠時指示の薬を使ってもあまり効かなくて奮闘

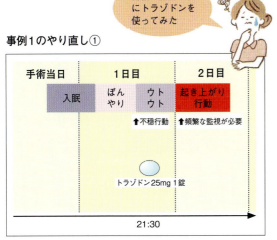

事例1のやり直し①

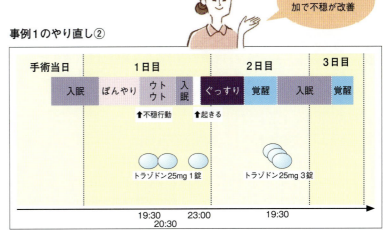

事例1のやり直し②

する，よくある光景ですよね．薬の使い方を思い出してください．眠くなる薬は，使うなら……．

👧 眠るまで使う！(p.39参照)

👩 はい．そうでした．

では，さらにちょっと時間を巻き戻して，「続き②」をやり直してみます．実は，こちらが当院で行われている実際の対処です．

夜間不穏時指示：
1) トラゾドン1錠
2) 繰り返し4錠まで(1時間おき)

事例1のやり直し②：夕食後のトラゾドンを追加した場合

● 術後1日目：夕食後，寝ないようだったので19時30分にトラゾドン1錠を飲んでもらった．
● 20時30分に訪室したが，すこしウトウトする程度で入眠していなかったので，トラゾドンをもう1錠追加で飲んでもらった．
● 21時半には入眠していたが，23時にもう一度覚醒．1錠さらに追加で飲んでもらい，計3錠内服してもらった．その後は，朝まで起きることなくぐっすり入眠．朝の覚醒も良好だった．
● 術後2日目：車椅子移乗も行い，日中はほんのすこしの勘違いがある程度で，穏やかな状態だった．せん妄チームに相談したところ，昨日は3錠内服したので，本日も夕食後に3錠内服することになった．とくに問題なく21時には入眠しており，術後3日目もしっかり過ごせた．

👩 いかがですか？

👧 しっかり追加で使うことが大切なんですね．でも，やはり睡眠薬を追加で使うとなると，呼吸抑制や，翌日に持ち越してしまうことなどが心配になりますね．

👩 そのために，トラゾドンや抗ヒスタミン薬をお勧めしています．呼吸抑制は絶対に起きませんので，眠るまでちゃんと使ってみてください．また，翌日に持ち越さないコツは，就前21時ではなく，夕食後19時頃に最初の内服をすることですね．

👧 そうすると，追加分も早め早めに飲んでもらうことができるのですね？

👩 そうです．このような高齢者の術後はせん妄のハイリスクです．夜は寝てもらわないと本人の安全，病棟の安全が保てなくなりますから，迷うくらいなら早め早めに使っていくのがよいと思います．そうすると，翌日の目覚めもスッキリです．

👧 がんばってみます．

👩 せん妄対策がこのようにうまくいくと，看護師の皆さんも本当に楽になるようです．もちろん，患者さんもせん妄がひどくならずに夜しっかり眠れるので，危険で苦しい体験をしなくて治療を受けることができますね．

90

事例2 内服不能：ハロペリドールとプロメタジンで改善した例

事例2：絶飲食の肺炎患者が夜間，点滴を触っている！

- 85歳男性．誤嚥性肺炎にて2日前に入院．酸素2L/分を鼻カニューレで投与．絶飲食で抗菌薬治療が開始された．
- 入院当初はぐったりしていて元気がなかったが，本日は比較的覚醒していた．日中はときどき「家に帰る」と言っていたが，危険行動はなかった．
- 酸素投与されていればSpO$_2$は96％程度であったが，室内気だと91％程度に低下していた．
- <u>夜勤帯に入り，入眠せずに酸素や点滴の管をいじるようになったため</u>，夜勤看護師はカルテの指示簿を確認した．

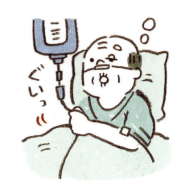

　この症例はどうしましょうか？
　絶飲食ですから，先ほどの内服薬は使えませんね．注射薬の第一選択は，ハロペリドール(商品名：セレネース®，リントン®)と抗ヒスタミン薬でしたね．
　はい．この事例でも，そのように指示が出ていました．

夜間不眠時指示：
1) ハロペリドール0.3mL＋プロメタジン0.3mL＋5％ブドウ糖50mL　30分で点滴静注
2) プロメタジン0.3mL＋5％ブドウ糖50mL　30分で点滴静注

事例2の続き①：指示どおりに薬を使用

- 21時に点滴をしたところ，30分ほどでウトウトしだした．
- しかし，1時間ほどで目が覚めて，23時ごろに訪室したときには再びゴソゴソしだしてしまった．先ほどよりも体動が激しく，声も出してしまうようになった．
- せん妄が薬で悪化していると感じられたため，追加投与はせずに，点滴・酸素チューブを守るために手の抑制を行った．ようやく薬が効いてきたのか，4時頃から入眠し，朝の申し送りを行った．

　こういう申し送り，よく聞きますね．薬でかえって悪化してしまうと，追加投与はしにくいです．肺炎ですから，注射だと呼吸も心配です．
　はい．どうしてもこのような「コワイ」という思いは取れませんね．また，せん妄を悪化させるので薬を使いたくない，という場面もときどきありますね．
　思い出してほしいことは2点あります．1つ目は，呼吸抑制の作用があるのはいわゆる睡眠薬，ベンゾジアゼピン受容体作動薬であって，抗ヒスタミン薬や抗精神病薬，抗うつ薬は呼吸抑制の作用はないことです．2つ目は「薬を使うなら寝るまで使う」です．

🧑‍⚕️ そうでしたね．安心して繰り返し使える指示を医師と相談しておきましょう，ということでした．

👩‍⚕️ 私も，そのように現場の看護師さんに，「大丈夫ですよ」と伝えて使ってもらいました．

> **事例2の続き②：眠るまで薬を使用**
> ● 昨日より早く，19時30分にハロペリドール0.3mL＋プロメタジン0.3mL＋5％ブドウ糖50mLの点滴を開始した．
> ● 1時間後にまだ完全には入眠できていないようだったので，21時にプロメタジン0.3mL＋5％ブドウ糖50mLの点滴を追加で行った．その後，寝息を立ててしっかり眠っていた．SpO₂は97％，呼吸数は19回/分で問題なさそうだった．23時ごろ再覚醒したので，プロメタジンの点滴を追加．翌朝はしっかり覚醒．日中も穏やかに過ごしていた．

🧑‍⚕️ せん妄が悪化したのは，薬が足りていないからで，その状態で放置するのは余計に危険です．医療安全や本人の苦痛を和らげるために薬を使い出したのですから，目的を達成するまでは使わないと逆効果です．

なお，「朝4時から薬が効いてきた」というのも勘違いです．薬が効いているなら，いちばん濃度が高くなる投与直後に寝なければなりませんから，単に昼夜逆転で寝る時間がずれているだけです．

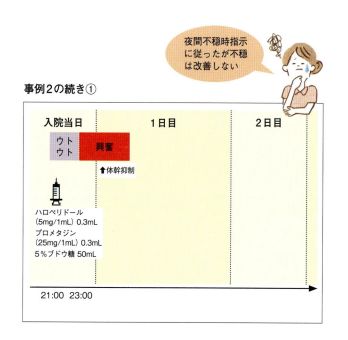

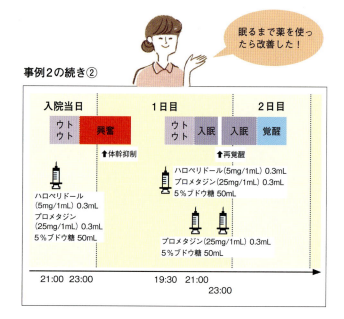

事例 3 治療薬からトラゾドン→クエチアピンに変更

> **事例3：高齢患者が術後，不穏状態に！**
> - 75歳男性．腰部脊柱管狭窄症にて，2回に分けて手術が計画された．糖尿病はなく，疼痛管理のトラマドール，プレガバリンなどは内服しているが，睡眠薬はこれまで使用していなかった．
> - 1回目の手術当日はICUで経過．ICUではハロペリドール0.3mL＋プロメタジン0.3mL＋5％ブドウ糖50mLの点滴のみで，一晩過ごせた．
> - 本日，一般病棟に帰棟．<u>日中はややぼんやりしている．本日から食事も摂取しており，内服は可能．</u>

 さて，今晩どうしましょうか？
　もう内服可能になりましたから，トラゾドン（商品名：レスリン®，デジレル®）でどうでしょう？

　はい．それでよいと思います．可能でしたら，この段階でせん妄のスクリーニングをしておいて，該当するなら定期投与でもよいかもしれませんね．
　高齢・手術後1日目ですから，せん妄がいちばん出やすい日です．これから2～3日が山ですね．
　翌日以降のほうが，キズを治す炎症反応が起きてくる，でしたね．
　以下のような，繰り返しの指示，内服困難な場合の指示をあらかじめもらっておくとよいですね．

せん妄関連指示：
定期
　トラゾドン　1錠　夕食後
効果不十分な場合
　トラゾドン　1錠（定期合わせて4錠まで）

内服不能時
　プロメタジン0.3mL＋プロメタジン0.3mL＋5％ブドウ糖50mL
効果不十分時
　プロメタジン0.3mL＋5％ブドウ糖50mL，2回まで（プロメタジンは計0.9mLまで）

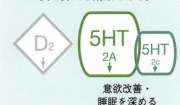

■トラゾドン（レスリン®，デジレル®）
25mg錠　0.5～4錠　夕食後または夕・眠前
- 高齢者の睡眠薬の代替として有用．副作用が少ない．
- せん妄を抑える効果もある．

> **事例3の続き①**
> - 夕食後にトラゾドン1錠を内服してもらった．まだ眠れる気配はなかったため，20時に1錠，21時にさらに1錠，23時に1錠と計4錠内服したが，ウトウトするだけで，起き上がってしまう状況だった．
> - そこで，24時にハロペリドール0.3mL＋プロメタジン0.3mLの点滴を行った．入眠が得られたが，翌日，日中も傾眠であった．

せん妄対策 成功への道しるべ　93

👧 あらら，期待のトラゾドンでダメでしたね．

👨‍⚕️ 7割方はいけるという感じですが，とくに若めだと弱いときがありますね．4錠＝100mgで効果がなければ，それ以上増やしてもあまり意味がないことが多いようです．

👧 ハロペリドール＋プロメタジンで寝てくれたようですが，日中に遷延してしまいましたね．このような場合はどうしたらよいのでしょうか．

👨‍⚕️ シンプルに，「せん妄の薬の5つの作用」（p.31～）などの特徴を思い出しましょう．トラゾドンは（H₁↓）が弱かったですね．一方，プロメタジンは（H₁↓）が強いのですが，作用が長いのが欠点でした．

👧 すると，（H₁↓）で作用が短ければよいということですね．

👨‍⚕️ そのとおりです．

まだ使っていない（H₁↓）が強い内服薬はミアンセリンとクエチアピン，注射薬ではクロルプロマジンがあります．このうち，作用時間の短いのはクエチアピン，クロルプロマジン．両者とも同じような作用と説明しましたね？できれば内服薬のほうがよいですし，この方は糖尿病がないですから，クエチアピンが使えます！

では，それを具体的な指示として下記に示します．

> **2日目の指示：**
> 定期
> クエチアピン1錠　夕食後内服
>
> 不眠時
> クエチアピン1錠（定期投与と合わせて4Tまで）
>
> 飲めないとき
> クロルプロマジン（25mg/5mL）2.5mL＋5％ブドウ糖50mL　30分で点滴．
> 血圧90mmHg以上なら4回まで繰り返し可

👧 トラゾドンに代えて，クエチアピンなのですね．

👨‍⚕️ 「せん妄の5つの作用」においては，トラゾドン＋（H₁↓）＋（D₂）がクエチアピンですから，併用する意味はあまりありません．万が一飲めないときのクロルプロマジンも，ハロペリドール＋プロメタジンとあえて併用する意味はあまりありませんので，必要な際は置き換えでよいと思います．

■ **プロメタジン（ヒベルナ®）**
25mg・1mL/管
0.3～1mL 夕食後または眠前
- 呼吸抑制（−）で安全．肝機能低下で遷延しやすい．

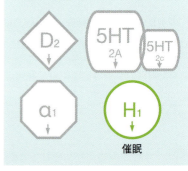

■ **クエチアピン（セロクエル®）**
25mg錠　0.5～4錠　夕食後または 夕・眠前
- 副作用が少なめで，作用時間が8時間程度と睡眠薬として適切だが，糖尿病患者では禁忌である．

抗幻覚・抗妄想　　意欲改善・睡眠を深める

鎮静・血圧低下　　催眠

■ **クロルプロマジン（コントミン®）**
25mg・5mL/管　2.5～10mL
夕食後または眠前（希釈して点滴）
- 鎮静作用が強い．ヒベルナ®より遷延が少ない．ときにα作用での血圧低下がある．

抗幻覚・抗妄想　　意欲改善・睡眠を深める

鎮静・血圧低下　　催眠

事例で復習! こうすればうまくいく 動きかた・考えかた **Part5**

> **事例3の続き②:トラゾドンに代えてクエチアピンを使用**
> - 19時にクエチアピン1錠を内服.しばらくしてウトウトしたが,就寝前に訪室したときに目が覚めて「まだ眠れない」と言われた.そのため,クエチアピン1錠を追加.その後22時にはすやすやと寝息を立てて寝ていた.
> - 3日目.6時頃覚醒し,朝食もギャッチアップで摂取できた.ただ2回目の手術が1週間後に予定されており,次回もせん妄悪化が予想されることから,ラメルテオン0.5錠(夕食後)も追加しておくことにした.

注射での効き具合も参考に,その人にとって一番よさそうな薬を選択しましょう.5つの作用を考えると理解しやすいと思います.

■ **ラメルテオン(ロゼレム®)**
8mg錠 0.5〜1錠 夕食後
- 催眠作用はないが,日内リズムの回復により自然な睡眠が期待できる.効果が十分発現するまで約1週間を要する.

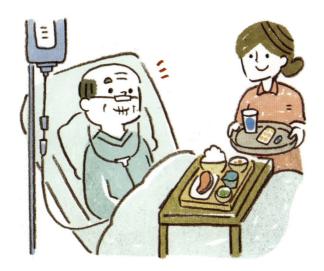

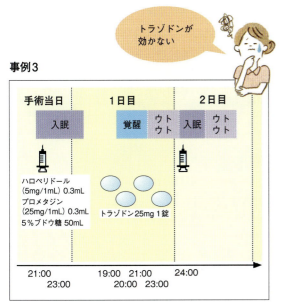

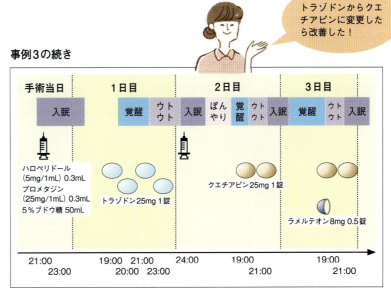

せん妄対策 成功への道しるべ 95

事例 4 睡眠薬内服患者でロラゼパムに変更し，トラゾドンと併用

事例4：ふだんから睡眠薬を内服している患者が，夜間不穏状態に！

- 79歳女性．心不全にて入院．同時に肺炎も合併．抗菌薬治療と，水分制限・利尿薬治療が並行して行われることになった．認知症はないが，もともとエチゾラム（商品名：デパス®）を20年来内服している．
- 入院当日，疲れていたせいもあり，すこし元気はなかったが，「持参薬をそのまま内服」指示がでていたため，21時に就寝前のエチゾラムを内服させた．
- いったんは就寝したが，0時頃から覚醒，ベッドから立ち上がって点滴・酸素チューブを抜いてしまい，制止が効かなくなった．
- 心不全，肺炎の呼吸状態も考え，追加の薬剤は使用しなかった．足下もふらついていたため，看護師が車椅子に座らせて，ナースステーションで数時間過ごしながら，落ち着いたところでベッドに移動，ゴソゴソしながら翌日を迎えた．

👤 この事例も，ちょっとうまくいかない感じでしたね．

👩‍⚕️ 入院前から睡眠薬を飲んでいる場合，入院後もそのまま継続になることが多いですね．もちろん，ふだんは大丈夫なのだと思いますが，入院するような体調では，睡眠薬が最後のひと押しとなってせん妄を増悪させてしまうことがあります．

👤 このような場合，睡眠薬はどうしたらよいのでしょうか．

👩‍⚕️ 悩みますよね．正解はないのですが，少なくとも睡眠薬単独での使用はリスクが大きいです．

少量で継続するか，思い切っていったん中止してみるか．少量で継続することも多いですが，今回はいったんエチゾラム（商品名：デパス®）を中止したらどうなるか，もう一度時間を巻き戻してみてみましょう．

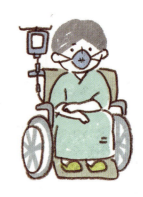

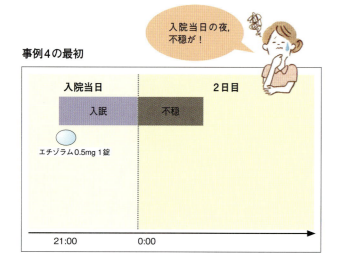

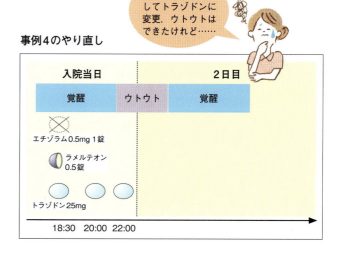

事例で復習！こうすればうまくいく　動きかた・考えかた **Part5**

> **事例4のやり直し：エチゾラムをいったん中止**
> - 日勤看護師は，エチゾラムを内服していることを主治医に報告．主治医からせん妄チームに依頼があった．
> - 感染・心不全・高齢・入院環境などでせん妄ハイリスク．すでにぼんやりしており注意力低下，せん妄を発症していると思われた．
> - 以下の処方に変更した．
>
> **夕食後**
> ラメルテオン0.5錠　内服
> トラゾドン1錠　内服
>
> **不眠時**
> 1）トラゾドン1錠　内服（定期を合わせて4錠まで）
> 2）ロラゼパム0.5錠　内服（1錠まで）
>
> **飲めない場合**
> 1）ハロペリドール0.3mL＋プロメタジン0.3mL＋5％ブドウ糖液50mL　30分で点滴静注
> 2）プロメタジン0.3mL＋5％ブドウ糖液50mL　30分で点滴静注
>
> - 18：30にトラゾドン1錠内服．20：00に眠れないため1錠さらに追加．22時に1錠追加して，23時頃からウトウトし出したが，ゴソゴソと動いていたが危険行動はなかった．
> - 追加投与はせず様子観察．3時頃から7時頃まで入眠．
> - 朝，患者に聞くと「全然寝れなくてつらかった」と話した．

松本：とりあえず合格点でしょうか．夜はなんとか過ごせましたから．

　治療の安全という意味では，及第点でしょう．ただ，患者さんの苦痛を取るという点では，不眠も相当つらいですよね．病気で体調も悪いなか，さらに休めていないのですから．
　「眠くなる薬は眠るまで投与」の原則で，トラゾドンは3錠服用しましたが，効果は十分ではなかったようです．この場合，第二選択のトラゾドンやクエ

事例4のやり直しの続き

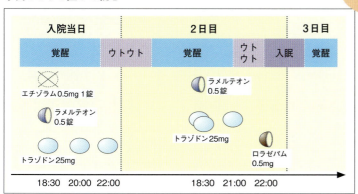

せん妄対策 成功への道しるべ　97

チアピンでもよいと思いますが，長期にベンゾジアゼピン受容体作動薬を内服しているので，急にやめると反跳性不眠や離脱症状によるせん妄が起こることがあります．

では，指示の2番目を使ったほうがよかったということでしょうか．

急にやめられる人もいるので一概にはいえませんが，使ってみるのも1つでしょう．

事例4のやり直しの続き：不眠時にトラゾドンとロラゼパムを追加した場合

- 肺炎は増悪傾向なく，呼吸状態は落ち着いていた．
- 日中は穏やかに過ごし，夕方は昨日の状況を見て，夕食後にトラゾドンを2錠に増量して内服．就寝前にさらに1錠追加．
- 22時に，やはり眠れないとのことで，ロラゼパム(商品名：ワイパックス®) 0.5錠を服用．途中，トイレにて2度ほど覚醒したが，朝までぐっすり眠れた．本人も，よく眠れて楽だった．と満足された．

ベンゾジアゼピン受容体作動薬は，使ってはならない薬ではなく，必要に応じて使用するのはよい場合もあります．本書では催眠作用の主には位置づけていないので，このように控えめであれば，安全性が高いと思います．

事例で復習！ こうすればうまくいく 動きかた・考えかた Part5

事例5 術後せん妄？！実は尿路感染

事例5：術後すぐのせん妄対策はうまくいったが，7日目に不穏状態に！

- 76歳女性．左大腿骨頸部骨折にて入院し手術．既往歴に認知症・糖尿病はなかった．
- 手術後は，軽度せん妄があり，トラゾドン2錠＋ラメルテオン0.5錠にて夜間入眠良好．日中覚醒も良好で，順調に回復していた．
- 術後4〜6日目には車椅子にて短時間リハビリ開始となっていたが，おおむねベッド上の生活だった．
- 術後7日目，午後から機嫌が悪く「いつまで入院させるんですか」などの発言あり．なんとかいつも通りの夜間の薬剤を内服．しかし夜はまったく寝ず，つじつまの合わない発言を繰り返したり，トイレに行こうとしたりして，ベッド柵を乗り越えようとしていた．
- 夜勤の看護師は指示に従い，トラゾドンを追加で使用したが，計4錠でも眠ることなく，朝まで対応に苦慮した．
- 翌朝，せん妄チームにコンサルトを出した．
- なお，術後7日目の定期採血では，術後いったん7.5mg/dLまで上昇したCRPが1.2mg/dLに低下し，WBCも正常化しており，特段の異常はみられなかった．発熱や創部痛などもみられなかった．

👩‍⚕️ この事例は，どう見ますか？

👩 最初は，高齢で，骨折の手術という侵襲的な治療でのせん妄だと思います．今は採血も問題ないし，入院が長くなったストレスによる発症でしょうか？

👩‍⚕️ そうですね．最初の術後せん妄はうまく対応できたようです．1週間後の不穏状態に関しては，前日の訴えもありますし，このようなアセスメントはよく見られますね．

👩 この方は整形外科術後なので無理ですが，内科などでは「いったん外泊してもらいましょうか？入院管理がむずかしいですし」となることもありますね．

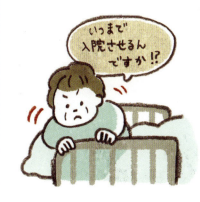

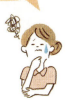

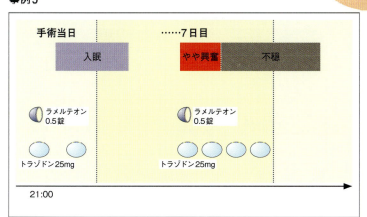

事例5

せん妄対策 成功への道しるべ 99

🧑‍⚕️ そこが大きな問題です．ストレスのイライラだったらその選択もあり得るかもしれませんが，せん妄だったら，原因は「からだの病気」です．

👩 では，どう考えたらよいのでしょうか．

🧑‍⚕️ これまでトラゾドンで落ち着いていたのに，急におかしくなった＝症状の変動があります．とくに，術後のからだの変化は落ち着いてくる時期なのに，おかしいです．「何かがおかしい，症状の波がある」．ストレスのイライラではなく，せん妄を疑うべきです．

創部感染をきっちりチェックできているのはよいですね．でも，もう1つありましたね，調べていないものが．

👩 熱もないし，採血も異常がないので，感染ではないと思いますが……，そういえば，採尿！

🧑‍⚕️ そうです．では，続きをみてみましょう．

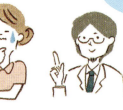

術後1週間では状態が落ち着いているはずなのに……何かおかしい？！

そう．そこでせん妄を疑うべきです．

事例5の続き

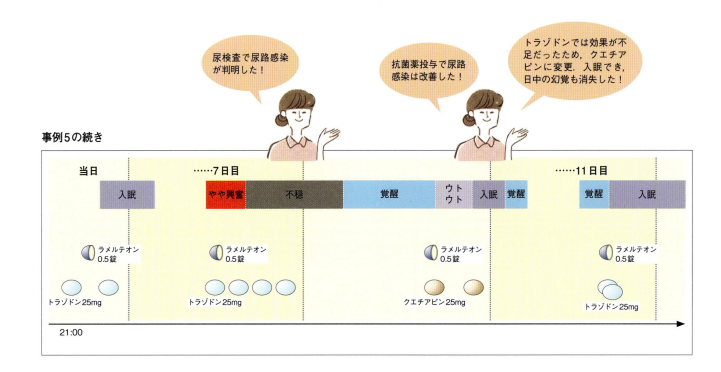

尿検査で尿路感染が判明した！

抗菌薬投与で尿路感染は改善した！

トラゾドンでは効果が不足だったため，クエチアピンに変更．入眠でき，日中の幻覚も消失した！

事例5の続き②：尿検査と抗菌薬投与を行った場合

- せん妄チームが診察．本人は「夜はトイレに目が覚めて寝れなかった」と話していた．また，よく尋ねたら「昨日から壁に何か映っていて，気持ち悪い．おかしくなったと思われるのが嫌で，誰にも言わなかった」と話した．
- せん妄チームから主治医に電話し，採尿依頼を行った．主治医は「昨日の採血データで問題はないですが，ストレスではないですか？」とやや渋り気味ではあったが，せん妄チームから「幻覚も見えているので，せん妄の悪化は間違いないと思います．ハズレのこともありますが，念のため採尿だけお願いできないでしょうか．採血で異常が出ないこともありますし，以前も同じようなことがあったので」と相談した．
- 日勤の看護師も，「そういえば尿が汚くなってきているし，尿臭がきつくなっていますね」と話した．採尿の結果は，尿中白血球100/HPF以上，尿細菌（3＋），であった．
- 本人には「おしっこのばい菌のせいで変なものが見えていたので，おかしくなったわけではない」と安心していただくように声をかけた．幻覚を抑える薬については，希望されなかった．
- 経口抗菌薬を開始．トラゾドンでは効果が不足だったため，トラゾドンをクエチアピンに変更した．その晩は計2錠でぐっすり眠れた．日中の幻覚も消失，本人も安心していた．
- 3日後の尿検査では改善しており，クエチアピンをトラゾドンに戻しても夜間は問題なく入眠．2週間後にリハビリ病院に転院となった．

👩 今回は，薬だけでなく主治医との相談，患者への声かけにも触れました．ご本人に安心していただかないと，せん妄状態で穏やかに過ごすことはできません．原因がちゃんとわかると，それだけでも本人は安心することが多いので，工夫してみてください．

👩 幻覚も原因がわかれば安心できるので，「薬までは必要ない」と本人が納得できる，ということですね．

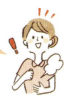

尿路感染の治療によりせん妄も改善された！

事例6 昼間のせん妄：抑肝散，アリピプラゾール

事例6：術後せん妄でハロペリドールを投与するも，朝方から落ち着きがない！

- 72歳男性．肝細胞がん部分切除術施行．ICUでは軽度幻覚，つじつまが合わない発言があり，ハロペリドール0.5mL＋ジアゼパム5mgが主治医により投与されたが，遷延してしまったとのこと．
- 術後2日目にICU退室．夕方，自分でベッドに座ろうとしてドレーンがもつれているところを看護師が発見．興奮していたため，18：00に不穏時指示のハロペリドール1mLの点滴を行ったが，制止がきかず大声で暴れるため，抑制をした．主治医に報告したところ，家族をよぶように指示あり．家族が来るとやや落ち着かれたため，上肢の抑制を解除した．21時頃から入眠した．
- 翌朝6：00，ベッドの横に四つん這いになってうずくまっているところを発見．ドレーンなどには異常なく，打撲/運動障害などの徴候はなかった．「帰る，帰る」と落ち着きなく，再度ご家族に電話し，来てもらった．その後，すこし落ち着いたため，9：00にご家族は帰宅した．
- 様子をみていると，不穏行動はなくなったが，天井がゆがんで見える，迫ってくると話している．不穏時指示を使おうとしたが本人に拒否されたため，せん妄チームに緊急介入依頼した．

👧 このような場面も，実際にはありますね．

👵 術後せん妄，ハロペリドール＋ジアゼパムで遷延ということは，肝臓手術の後ですし，もともと作用が長めのジアゼパムが，さらに代謝されにくかったのでしょう．それで2日目にハロペリドールだけ量を増やして投与したようですが，効果があまりなかったようで，ご家族の登場となってしまいました．

👧 危険で，抑制しないとだめな状況だと，人手の足りない夜勤・深夜帯はどうしてもご家族にお願いしたくなります．

👵 いろいろな問題点はありますが，まずは今の症状をなんとかしましょう．

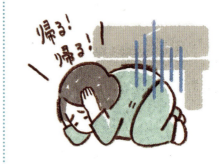

事例6の続き①：アリピプラゾールを使用

- せん妄チームが訪室．「どうしましたか？」と尋ねると，「天井が落ちてくるので，はやく逃げないと」と落ち着きがない．そこで，「天井が落ちてくるのは怖いですね．逃げたくなるのも無理はありません．でも，私にはそのようなものが見えないので，不思議な感じですね．手術の後，夢と現実がごちゃごちゃになってしまって，何割かの人に，ありもしないものが見えることがあります．気が狂ったのではなく，体調が落ち着いたら元に戻るのですが」と伝えた．
- 患者は「そうなのか．カーテンがゆらゆらして，誰かに覗き込まれているだろ？ほら，そこに！」と話す．「カーテンは今は動いてませんし，誰もいないようですね．大丈夫ですよ．でも，そんな変なものが見えると怖いので，それを抑える薬があります．体調が落ち着くまで使ってみましょうか」と提案．
- 「じゃあ，飲んでみる」と了承されたため，その場を離れないようにしつつ，ほかの看護師にアリピプラゾール（商品名：エビリファイ®）を持ってきてもらった（主治医は内服薬は可能と了承）．そのまま，見守るなか飲んでもらった．「しばらくしたら効いてくると思います．またあとで様子を見に来ますね」と伝えた．
- 1時間後伺うと，「さっきのものは見えなくなった」と話した．

さて，最初は薬も拒否されていましたが，おそらく迫ってくる天井から怖くて逃げ出したいという思いが勝って，薬どころではないと思われたのでしょうね.

すこしお気持ちを伺ったら，怖くて逃げたいという思いは無理ないかなと思いました．話しているうちに落ち着いてこられましたね．

怖い思いに共感したこと，気が狂ったのではない，異常ではないと伝えると大きな安心につながりますし，「不穏だから薬を使う」ではなくて，患者さんの困っていることに対応したい，というこちら側の思いを伝えることが有効だと思います．

すべては安心のために，ということですね．

はい．病棟の看護師も，幻覚のことを聞き出せたのはGood Job！です．おかげで，最初の電話を聞いたときに投薬が必要な可能性がすぐにわかったので，あらかじめ主治医に内服してもよいか聞けましたから．

内服できないときはハロペリドールですが，その場でさっと飲めるならそちらのほうが手軽です．

効果があったようで，幻覚が消えましたね．

このように抗精神病薬は幻覚に対してよく効くことがあります．

さて，その後の対策を考えましょう．昨日（術後2日目）は夕方から落ち着きがなかったですよね．本日（術後3日目）も同じようになって暴れてしまうと，夜の薬剤に困ってしまいます．ここはひとつ，「3時のおやつに抑肝散」を使いましょう．

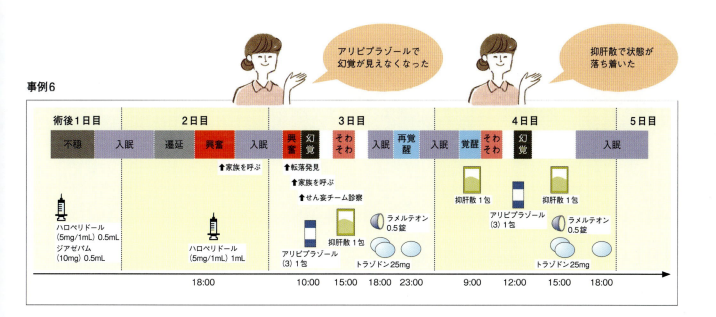

事例6

指示：
　定期
　抑肝散1包内服　15〜16時
　ラメルテオン(8)0.5錠
　トラゾドン(25)2錠　夕食後

　日中幻覚時
　アリピプラゾール液(3)1包内服・1日1回まで
　日中イライラ時
　抑肝散1包内服　1日2回まで　（定期合わせて3包/日まで）

　不眠時
　トラゾドン(25)1錠　内服(定期合わせて　4錠まで)
　飲めない場合
　1)　ハロペリドール0.3mL＋プロメタジン0.3mL＋5％ブドウ糖50mL 30分
　　　で点滴静注
　2)プロメタジン0.3mL＋5％ブドウ糖50mL 30分で点滴静注

事例6の続き②：15時に抑肝散を使用

- 午後になり，やや落ち着かなくなってきたため，15時に抑肝散を投与．来ていた家族に昨晩・今朝の苦労をねぎらい，気がおかしくなったのではないこと，夜間は病院で対応する努力をすること，安心できるように，できる範囲で日中付き添いの時間を長めにとっていただくことなどを，パンフレットを用いて説明した．
- 18時に夕食後薬としてラメルテオン0.5錠，トラゾドン2錠を投与．20時ごろから入眠したが，23時に起き出したため，1錠追加でトラゾドンを内服してもらった．翌朝覚醒も良好だった．
- 午前中，すこしイライラしだしたので，抑肝散を追加分として内服．イライラは治まった．しかし昼頃に尋ねると，また変なものが見えるとのことだったため，アリピプラゾール1包投与した．
- 家族は午後に見舞いに来られ，落ち着いた姿をみて安心していた．その後は，定期の薬剤で穏やかに過ごし，さらにその翌日は，追加投薬は不要だった．

　　ようやく落ち着いたようですね．ご家族への説明もできました．

　　最初のように，一晩に2回もよばれてしまうと，ご家族はクタクタになってしまいます．本人が夜に寝られれば，家族は休めて，昼間に「家族が来ると落ち着く」という状況を作ることができて，好循環になります．今回のように最初の緊急事態のときはしかたがないですが，早めに対策を立てて，家族を監視役としてよばないようにできるとよいですね．

事例で復習！ こうすればうまくいく 動きかた・考えかた **Part5**

事例7 アセスメントツールを使って予防的に介入した例

事例7：ふだんから睡眠薬も飲んでいる患者で，持参薬続行の指示！

- 84歳女性．道路で転倒し起き上がれなくなったため，救急車にて搬送．大腿骨頸部骨折の診断にて緊急入院となり，翌日手術予定となった．入院には娘が付き添ってきていた．
- 持参薬：
  ロキソプロフェン錠3錠　分3　毎食後
  プレガバリン75mg　就寝前
  トラマドール/アセトアミノフェン配合錠3錠　分3　毎食後
  ランソプラゾール15mg　夕食後
  ゾルピデム5mg　1錠　就寝前
  エチゾラム0.5mg　1錠　就寝前
  シタグリプチン12.5mg　1錠　朝
- 主治医からは，持参薬続行，不眠時　ゾピクロン1錠，不穏時　クエチアピン1錠，術前指示は麻酔科指示通りなどの入院時の定型指示がそのまま入力されていた．

- 入院時の対応として，どんなことに気をつけたらよいでしょうか？
- たくさん薬を飲んでいますし，主治医は外来で忙しいので，流れ作業になりがちですね．でも，睡眠薬を飲んでいるのが気になります．なんとかしたいと思います．
- せん妄リスクを考えながらやると，ポイントが明確になってきますよね．

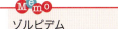

ゾルピデム
（商品名：マイスリー®）

事例7の続き①：ツールを使ってアセスメントした場合

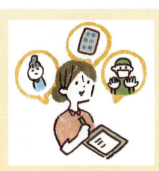

- 日勤の看護師は，せん妄ケアツールを使って，検討した．
  ☑ 70歳以上
  ☐ 認知症？
  ☑ 睡眠薬
  ☐ 重症患者
  ☑ 侵襲の高い治療（予定含む）
  ☐ 頭部疾患の既往？
  ☐ せん妄の既往？
  ☐ アルコール多飲？
  少なくとも，3つに当てはまるため，せん妄ハイリスクと判断．せん妄チームに介入依頼をすることとした．
- せん妄チームからは「あとから診察に行くので，ハイリスクにかかわる不明点，ご家族がいれば日常生活の様子について尋ねておいてほしい」と連絡があった．
- 看護師はさらに，家族から既往歴（糖尿病で薬を飲んでいる，認知症なし，頭部疾患の既往なし，これまでの入院などでせん妄なし，アルコールなし）の内容を聴き取った．また，日常生活の状況は，とくに問題となる行動もなく，1人で外出なども楽しんでいたとのことだった．
- 今日の様子を尋ねると，急な入院だったのですこし早口で，いつもとは違うけれど，それほどおかしくはない印象とのことだった．

せん妄対策 成功への道しるべ　　105

● 収集した情報
ハイリスク：70歳以上，睡眠薬，侵襲性の高い治療
既往歴：糖尿病，腰痛
家での様子：問題ない
今日の様子：すこし違うかもしれない？
● 日勤看護師は，せん妄の説明パンフレットを渡して説明．娘は「ああ，父の手術のときにそんなことがありましたね．認知症が悪くなったと，大騒ぎになりました」と理解していた．

だいぶ情報が整理されましたね．

はい．薬もよくみると，糖尿病の薬と痛み止めが入っていますね．

そうですね．振り返って，医師の指示を見てみましょう．入院時定型指示は，不眠時指示としてゾピクロン（主な商品名：アモバン®），不穏時指示としてクエチアピン（商品名：セロクエル®）が出ています．持参薬は続行でしたね．

睡眠薬を2種類飲んでいて，さらに不眠時もう1種類追加の形になってしまいますね．あと，糖尿病にクエチアピンはよくないですね．

とりあえずの指示は，医師側も十分検討していなかったり，見落としがあったりします．気がついたら，ぜひ主治医と話し合ってください．

> **Memo**
>
> トラマドール/アセトアミノフェン配合錠
> （商品名：トラムセット®）
> シタグリプチン
> （商品名：ジャヌビア®，グラクティブ®）

事例7の続き②：指示の見直し

● せん妄チームが回診．せん妄リスクあり，もしくは骨折＋入院により軽度のせん妄が始まっている可能性が指摘された．指示は以下のようになった．

> **定期指示：**
> エチゾラム，ゾルピデムは中止．
> ラメルテオン0.5錠　夕食後
> トラゾドン　1錠　夕食後
> ロラゼパム　1錠　夕食後（ベンゾジアゼピン離脱予防）
>
> **不眠時**
> 1）トラゾドン　1錠　（1時間で繰り返し可．定期合わせて4錠まで）
> **飲めないとき**
> 1）ハロペリドール0.3mL＋プロメタジン0.3mL＋5％ブドウ糖50mL
> 2）プロメタジン0.3mL＋5％ブドウ糖50mL

痛み止めとして，トラマドール/アセトアミノフェン配合錠（トラムセット®）を飲まれています．オピオイドの一種ですから，せん妄リスクが上がりますが，痛みもせん妄を悪くするので，継続するかは主治医とまた相談になりますね．

このように指示を確認できれば，夜も安心できそうです．

事例7の続き③：その後

● その夜は，追加の薬剤を使用せずに経過．手術当日夜は内服できず，ハロペリドール＋プロメタジンを投与．とくに問題なかった．術後2日目より内服再開．トラゾドンを追加で1錠使用し，落ち着いて経過した．

106

事例8 パーキンソン病で術後せん妄を発症 〜前編〜

> **事例8：パーキンソン病でさまざまな薬剤を内服している！**
> - 82歳男性．前立腺肥大に対する経尿道的切除術にて入院された．既往歴にパーキンソン病，および軽度の認知症の指摘あり．常用薬として，抗パーキンソン病薬（L-DOPA），ドネペジル（商品名：アリセプト®）を内服中だった．
> - さまざまな薬剤を内服しているため，手術前からせん妄チームに介入依頼があった．

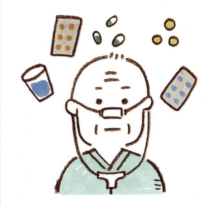

- せん妄チームに介入依頼がありました．パーキンソン病だそうです．気をつけることはありますか？
- えーっと，抗精神病薬は錐体外路症状を引き起こすので使えません．
- まったく使えないわけではありませんが，パーキンソン病はドーパミンの不足で起こるので，ドーパミンを出させる薬が治療薬となります．
  さて，せん妄でよく使われる抗精神病薬は，ドーパミン2受容体を抑えて，ドーパミンを出にくくします．つまりパーキンソン病の治療薬とまったく逆の働きというわけです．なお，抗パーキンソン病薬の副作用には「せん妄／興奮」があります．
- 困りますね．どうすればよいのでしょうか．
- 今回の対策では，「抗精神病薬をなるべく使わない，使っても少量」というところに主眼を置いています．トラゾドン（商品名：レスリン®，デジレル®）は抗うつ薬ですから，パーキンソン病でも大丈夫ですね．使える薬／量が限られるので，ラメルテオン（商品名：ロゼレム®）も使用してすこしでも夜間に落ち着けるようにしましょう．術前から対策を打てるのがいちばんよいです．

処方：
　ロゼレム0.5錠
　トラゾドン1錠　夕食後

不眠時指示：
　トラゾドン1錠　（定期合わせて1錠まで）
　日中イライラ時　抑肝散1包内服

事前の情報収集：ご家族より
　入院前の認知症の程度は，家では身の回りのことは，パーキンソン病でゆっくりではあるが，こなせるとのこと．
　環境調整：ラジオ，ご家族の写真を持ってきてもらうように依頼した．

せん妄対策 成功への道しるべ

事例8の続き①：ラメルテオンとトラゾドンを使用
- 入院当日からラメルテオン0.5錠とトラゾドンの指示を開始．トラゾドンは合計3錠でようやく眠れた．
- 翌日（手術前日）の日中は比較的穏やかであった．

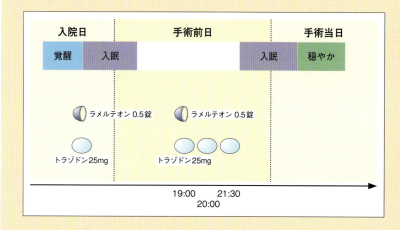

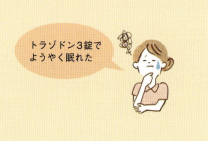

トラゾドン3錠でようやく眠れた

👧 上の図を見ると，トラゾドンで大丈夫そうですね．

👩‍⚕️ まだまだ安心できませんよ．手術前でも，3錠使ってようやくですから，手術後のせん妄対策はしっかり考えておかなければなりません．また，飲めなかったときに何を使いましょうか？

👧 ハロペリドールとプロメタジン……あれ？ パーキンソン病でハロペリドールは使ってよいのでしょうか？

👩‍⚕️ そこが大問題です．パーキンソン病の治療薬で興奮しやすいときに，不穏／興奮になってしまった，でもパーキンソン病の治療薬をやめるわけにはいかない……．

さて，この事例では，この後，非常勤の神経内科の先生にもコンサルトしました．その返信は，以下の内容でした．

コンサルトの返信：
せん妄悪化時は，クエチアピンを12.5mg（0.5錠）から，50mg（2錠）までは使用可能です．
ハロペリドールが必要なら0.5mg（0.1mL）ずつ慎重にお願いします．

👧 あら，クエチアピンを使ってもいいんですか？

👩‍⚕️ 少量ずつ慎重に，ですね．クエチアピンは，50mg程度なら使用してもよいとお返事をいただくことが多いです．

実は，パーキンソン病の方でも，すべてに抗精神病薬を使ってはならない，ということではないです．ふつうの人より少量で錐体外路症状が出てしまうため，慎重に使いましょう，ということですね．

レビー小体型認知症はご存じかと思いますが，近年，パーキンソン病とレビー小体型認知症は関連が深いと指摘されています．パーキンソン病の方がさらに進行してレビー小体型認知症になる，というイメージです．この事例の方は専門医を受診されていないのでわかりませんが，認知症のタイプもレビー小体型認知症かもしれませんね．

事例8の続き②：不眠時にクエチアピンを使用した場合
- 手術当日は，夕方から寝ており，トラゾドンも飲まずに夜を過ごした．
- 翌日も朝からぼんやりしていたが，危険行動はなく，食事摂取もしていた．
- 夕方からやや興奮気味となり，抑肝散1包を投与した．あまり効果はなく，ラメルテオン0.5錠，トラゾドン2錠を内服．まったく寝なかったため，さらに1錠ずつ追加，計4錠でもすこしウトウトする程度だった．そこで，クエチアピン1錠を22時に追加内服．以降は入眠できた．

クエチアピンを使ってよいと指示をもらっておいてよかったです．

このようなことを計画しておくためにも，早め早めにせん妄対策/予防対策を行うとよいと思います．

さて，この症例には続きがあるのですが，続きは次項目の後編でお話ししましょう．

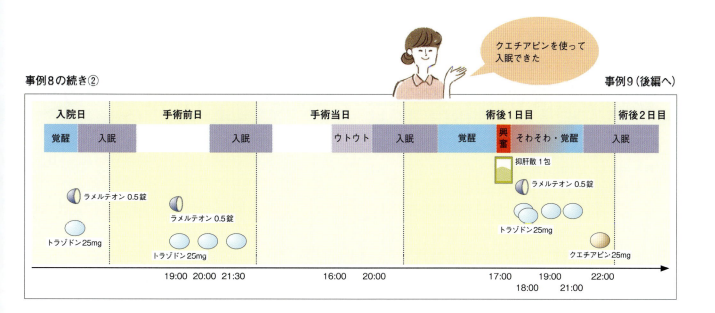

事例 9	パーキンソン病で 術後せん妄を発症〜後編〜

事例9：事例8の続きで，術後2日目に不穏状態に！

- 術後2日目には，トラゾドンをクエチアピンに変更，2錠で入眠した．しかし，朝から再び不穏．イライラし，声を荒げることが多かった．ときどき，看護師を叩くなどあり，日中イライラ時指示の抑肝散を朝，昼と投与したが，効果が得られなかった．

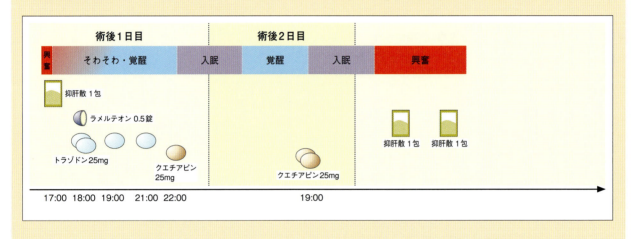

では，事例8からの続き，後編に入ります．

術後2日目から不穏が生じたのですね．困りましたね．抑肝散で治まらないです．

困りました．通常だと，アリピプラゾール（商品名：エビリファイ®）や，昼間でも鎮静作用が必要なほどの興奮だったら，リスペリドン（商品名：リスパダール®）を使うこともあります．しかし，この方はパーキンソン病があるので，抗精神病薬は夜のクエチアピン（商品名：セロクエル®）が限界です．

どんな対応を考えればよいのでしょうか？

もちろん，安心していただくためのケアは十分に行う必要がありますが，術後せん妄・認知症合併だと，なかなかケアだけでとはいきません．日中の興奮が問題ですね．1つの対策は，ドネペジル（商品名：アリセプト®）の中止です．

え？でも認知症の薬をやめてしまったら，悪化しますよね．

そこは大きな勘違いで，ドネペジルは認知症の症状を緩和しますが，病気そのものの進行を抑える力はなく，脳細胞の変成スピードへの作用がありません．また，やめても急に作用はなくならず，2週間くらいは残るようです．

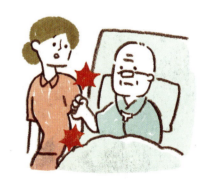

事例で復習！ こうすればうまくいく 動きかた・考えかた **Part5**

「進行を遅くする」と聞くので，やめたら認知症が悪化と思っていました．

間違っているのですが，わかりやすいのでよく使われてしまいますね．
　また，基本的に，ドネペジルは元気のない認知症の方の元気を出させる薬です．この場合は興奮で元気があり余っているので，逆効果です．中止しましょう．
　ただし，認知症が悪くなると心配しているご家族には，十分説明をしてください．

そのほかの対策はありますか？

感情安定作用のある，バルプロ酸ナトリウム（主な商品名：デパケン®）はいかがでしょうか（p.53参照）．
　今回の事例では，以下の対応に変更しました．さらに不眠のときは，ベンゾジアゼピン作動薬を追加するのもやむを得ません．あるいは，ミアンセリン（商品名：テトラミド®）を追加してみるという選択肢もあります．

日中定期
抑肝散2包　分2　朝・夕食後
バルプロ酸シロップ4mL（200mg）　分2　朝食後・夕食前

ドネペジルはご家族に説明して，中止．（再開は退院後に認知症の主治医と相談していただく）
　夜間の薬
　　ラメルテオン0.5錠
　　クエチアピン2錠

不眠時
ロラゼパム0.5mg　1錠（2錠まで）

> 内服中だったドネペジルを中止にしたけれど……

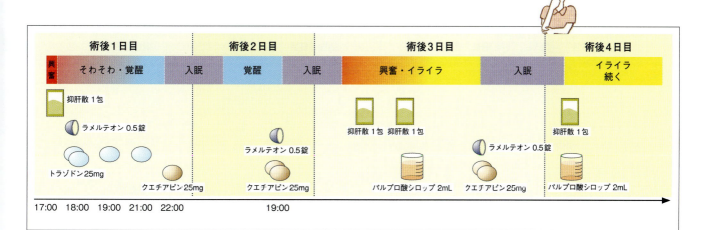

せん妄対策 成功への道しるべ　111

事例9の続き①：昼間に不穏が出現した

- 夜間は良眠できたが，やはり朝からイライラが続く．なんとか対応していたが，15時頃になり動こうとして，制止が効かなくなってきた．

👧 なかなかむずかしいですね．

👵 やはり認知症があると，「わかってもらう．覚えてもらう」がさらにむずかしくなりますね．この症例ではトラゾドンを使いました．

👧 トラゾドンは，夜に使う薬ではないのですか？

👵 催眠作用があるといっても弱めですので，少量ならせん妄を抑える作用だけでうまくいくことがあります．リスペリドンやアリピプラゾールもそのような作用がありますが，副作用などで気軽に使えないこともあります．

日中不穏時指示を追加：
日中不穏時　トラゾドン1錠

事例9の続き②：トラゾドンを使用した場合

- トラゾドン内服後，30分ほどで興奮が落ち着いて，表情も穏やかに．そのまま夕食を召し上がり，夕食後薬を内服．入眠良好となった．

👧 トラゾドンが効いたのですね．

👵 今回は，トラゾドン1錠にしましたが，夜に寝てしまう量よりだいぶ弱めでよいと思います．ある方には0.25錠を昼間に使ったこともありました．毎回とはいきませんが，困ったときには試して損はないと思います．

（トラゾドンの使用で状態が落ち着いた）

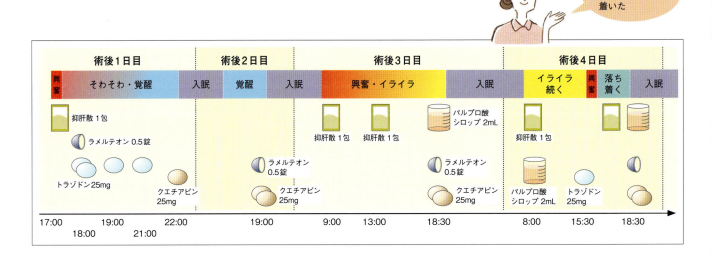

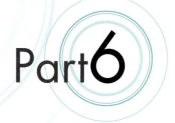

せん妄対策の作りかた

~われわれの経験から~

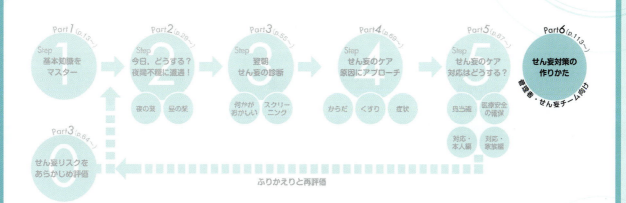

これだけの成果が上がりました！
～国立病院機構 神戸医療センターの実践から～

　ここからは，院内でせん妄対策を立案・推進する方々へ，私たちの経験をお伝えしようと思います．すべての施設の皆様に当てはまる内容ではないかもしれませんが，困っている方々になんらかの参考になればと思います．

1. せん妄対策の効果の測定

　私たち，国立病院機構 神戸医療センターのせん妄チームは，精神科医の常勤していない病院で，ほぼ何もない状況からせん妄対策を開始しました．立案に2か月くらいかけて，平成27年4月から本格的に開始しました．

　せん妄対策の効果の測定は，非常にむずかしいのが実情です．せん妄はさまざまな基礎疾患の結果ですから，その治療の具合で予後が変わってきます．せん妄対策は主役ではなく脇役ですので，直接的な効果が見えにくいのです．そのため，実は第一選択薬（ハロペリドール，クエチアピン）ですら，しっかりとしたエビデンスで決まっているとは言いがたい状況です．

2. 現場ナースの「大変さ」の軽減へ

　私たちは，効果の測定として看護管理報告に着目しました．せん妄対策を開始してからの4月から9月まで，「不穏」「せん妄」「見当識障害」「危険行動」「転倒」「転落」「ルート類抜去」というせん妄と関連が深い事象が報告された延べ患者数を，1年前の同じ時期と比較，期間内の総入院患者数で統計学的な検討も行いました．

　それが，図1です．前年同期と比べて約30％，報告数が減少しました．4月に介入開始ですから，最初の3か月はそれほど減少していませんが，その後はさらに顕著に下がっていることが明確に示されました．

　看護部への報告は，「大変な症例」が挙げられます．すべてがせん妄関連の報告ではありませんが，これらの関連が深い事象に対して，現場の看護師の「大変さ」，つまり困難感の減少を意味すると考えています．

　これこそが，私たちが進めたせん妄対策の真の狙いでした．

Memo
ハロペリドール
（商品名：セレネース®，リントン®）
クエチアピン
（商品名：セロクエル®）

対策を開始してから，せん妄関連事象の報告数が約30％減少しました．

図1　せん妄関連事象の報告数

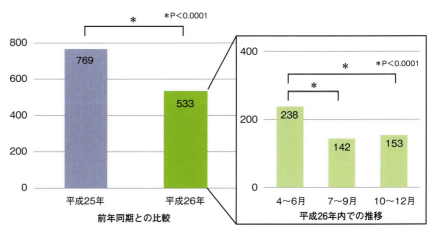

せん妄「**治療**」とせん妄「**対策**」の違い
〜われわれが意識したこと〜

1. せん妄治療の本に書いてあることが現場に浸透しない

　私の専門分野の緩和ケア，それ以外にも感染対策や褥瘡対策……．これらは「正しい知識の普及」が，常に大きな課題になるといっても過言ではありません．そのために院内研修などさまざまな取り組みが行われます．しかし，たとえば「麻薬はこわくない」，この一言が広まるにも大変な労力が必要です．

　さらに，知識が広まっても実践が伴わなければ意味がありません．

　褥瘡対策などは看護の要素が大きいので，看護師への教育で効果が出やすい対策の1つです．反対に，緩和，感染，せん妄などは治療が密接にかかわってくるため，指示を出す医師の教育が不可欠です．しかし残念ながら，院内研修の参加者の大半は看護師です．そこでどんなに正しい知識（治療・薬）を説いても，医師の処方・治療の変化にはつながらないので，看護師にとっては「何も変わらないのに，研修だけ受けさせられる」「実践しても，効果が得られない」となりがちです．

2. せん妄対策の対象者は患者ではなく「医療者」

　せん妄対策において，何がうまくいかない原因なのでしょうか．それは，目的と対象者がずれてしまっているからではないでしょうか（**図2**）．

図2　せん妄「治療」とせん妄「対策」の違い

せん妄治療：医学的な治療

対象者	目的	方法	知識の習得
患者	せん妄の改善	医学的に最上の方法	医療者が自発的に

院内せん妄対策：日常での実践

対象者	目的	方法	知識の習得
対策を行う医療者	原疾患治療の円滑な実施／せん妄の改善	現場で広く行えることが優先	意欲が少ない医療者にも必要

せん妄対策 成功への道しるべ

一般に，「治療」は患者を介入対象者としています．教科書もその前提で書かれていることが大半でしょう．しかし，実践の場では，医療者の行動が変わらなければ，治療は改善しません．つまり，せん妄「対策」は患者ではなく医療者が対象者なのです．現場の医療者が「これをやれば，なにかいい」と感じられることが鍵になるのです．

　たとえば，整形外科の医師・看護師は，整形外科疾患の患者の治療・看護が仕事で，そのための知識・技術向上へのモチベーションがあります．患者の利益と，医療者の目的は合致しているので，「患者にとって正しい治療・ケア」の普及はスムーズです．

　しかし，せん妄は精神症状が目立つため，評価は精神科的にならざるを得ません．治療も精神科的な薬剤，さらには診療科によっては専門外（かもしれない）の包括的な全身評価まで含まれます．ケアも，精神科的な症状を呈している患者のケアは「専門外」と感じられやすいでしょう．

　これでは普及はむずかしいのは当然です．でも，せん妄は今日の医療安全が脅かされる喫緊の課題です．ですから，本書で重視したのは「医療者を対象者としたせん妄対策」なのです．これが，専門外の医療者にせん妄治療を普及させる対策の，大事な第一歩だと確信しています．

POINT!

・せん妄対策は，医療者を対象に，医療者が「何に直面しどう動いたらよいか」を柱とする．

行動変容につながる対策の2要素
〜せん妄対策の「北風と太陽」〜

私たちは、「北風と太陽」という2つの要素を意識して、対策を組み立てていきました。

1. 大きなハードルとなる「医師の協力・処方変更」

せん妄対策が、原疾患の治療の見直しまで含んでいる以上、医師の協力や処方変更は欠かせません。ここは大きなハードルです。

せん妄対策の推進側からは、「なぜその方針で？」と見えてしまうようなことでも、主治医には患者の命を救うための理由がちゃんとあるからです。医師には裁量権・最終決定権があり、単に「間違っているのではないですか？」と指摘してもなかなか行動変容にはつながりません。

2. 入り口は医療安全

各々の医師に時間をかけて納得してもらうのが理想ですが、それでは「今日からの」せん妄対策には間に合いません。

しかし、医師の決定権に唯一介入できる院内組織があります。それが医療安全部門です。医療安全上の方針であれば「従うのもやむをえない」という意識が医師にもあります。ある程度の強制力である「北風」の存在は必要ですので、医療安全部門とせん妄対策部門の協働をお勧めします。

われわれは、緩和ケアチームから医療安全部門にアプローチし、合同で「せん妄対策チームおよび対策フローを運用します」と院内管理会議で承認をとり、アナウンスを行うという手順を踏みました。

> **POINT!**
> ・医療安全部門との協働で、医師の処方にアドバイスできる体制を！

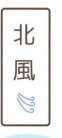
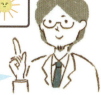

私たちは、「北風と太陽」という2つの要素を意識しました。

「北風」は、ある程度の強制力を伴う対策を、「太陽」は、身がまえずに、"楽に"行える対策をイメージしています。

Memo
信念対立とは
このような意見・視点の相違を「信念対立」と言います。

せん妄対策の大きな目標とは
～"メビウスの環"から抜け出す太陽作戦～

　では，実施する医療従事者を対象者とし，行動変容を引き出す対策の目標はどこに置けばよいのでしょうか．

1. 医療従事者が何に困っているか

　患者が対象者となる「治療」は，患者が健康上で困っていることの解消が目標となります．一方，医療従事者が対象となる「対策」は，医療従事者が困っていることの解消が目標となります．これが達成されなければ，いくら正しい治療であっても，「使える対策として相手側に認知されにくい＝行動変容につながらない」という図式になります．

2. 現場は「夜」困っている

　では，医療者の困難感はどこにあるでしょうか．多くの場合，「夜に困る」という声を聞きます．
　このような場合，治療の原則は，「診断し，不眠なら不眠の治療．せん妄ならその治療」になります．
　しかし，実際の場面に合致するかを考えてみましょう．仮に診断ツールで「せん妄ではなく不眠」と診断したとしましょう．不眠時の指示は多くの現場でベンゾジアゼピン受容体作動薬です．しかし入院患者は，それだけで大半がせん妄予備軍です．すると，予備軍にベンゾジアゼピン受容体作動薬という最後のひと押しをしてしまい，せん妄になってしまいます．
　一方，せん妄と診断した場合，ハロペリドールやリスペリドンが使われることが多いでしょう．しかし，これらの薬剤は「夜に寝ない」には効きません．するとそのような指示は使われなくなり，不眠の治療が行われる……メビウスの環に陥ってしまいます（図1）．
　とくに余裕のない夜間に，慣れない診断・治療を医師に夜間コールをして「してください」と"北風で強制"しても，メリットが感じにくい→そのような対策は浸透しないので，うまくいかないことにつながります．

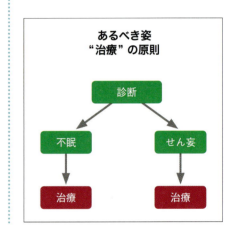

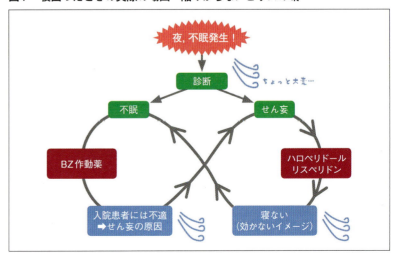

図1　夜困ったときの実際の場面：陥りがちなメビウスの環

3.「夜寝てもらう」のがせん妄対策の第一歩

原因は,「夜に寝ない」という問題に対して「寝られた」という結果を提示できなかったことです.せん妄でも単なる不眠でも,現場から求められる結果は同じです.ですから,診断も必要ない"楽な太陽作戦☀"である「せん妄対策の第一歩は夜寝てもらう」が,対策が浸透していくために有効なアプローチなのです(図2).

もちろん,質の高いせん妄治療にはもっと次のステップが必要です.しかし,現場ではこれまでも悪戦苦闘しながら対応してきています.とくに昼間はなんとかなる,なんとかしてきたはずです.

ですから,いきなり100点満点の対応を求めるのではなく,まずは現場がいちばん困っている「夜」をターゲットにするのがよいと考えます.対応に余裕ができれば,単に薬に頼ったり抑制をするのではなく,原因を考えたり予防するなど,本来あるべき正しい治療に近づいていくでしょう.

> **POINT!**
> ・「現場における行動を反映している,現場が求める結果がすぐに実感できる(成功体験)」ことがまずは必要.

図1の真ん中から続けて見てみましょう.

図2　メビウスの環から抜け出す太陽作戦

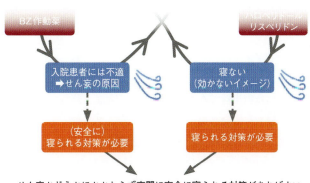

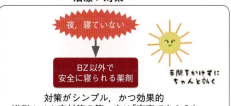

せん妄対策 成功への道しるべ　119

せん妄対策が進む5ポイント
～看護師へのアプローチ～

では，実際にせん妄対策を立てるうえで，看護師へのアプローチのポイントはどのようなものがあるでしょうか.

せん妄対策が進む5ポイント～看護師へのアプローチ～

ポイント1	ポイント2	ポイント3	ポイント4	ポイント5
評価ツールにこだわらない	繰り返しの使用	不穏・年のせい？せん妄です	主治医とのコミュニケーション	家族への付き添い

ポイント①
評価ツールにこだわらない

看護の世界では，さまざまなスクリーニングや評価が行われ，対策が立てられます.

転倒転落，褥瘡，退院支援………，これらの中にせん妄のスクリーニング／重症度評価を加えることを検討している現場もたくさんあると思いますが，せん妄は原疾患の治療がいちばんですから，看護師の皆さんがいくらスクリーニング／重症度評価を行っても，せん妄の原因精査や治療変更が行われなければ，「暴れる，大変」という結果は変わりません.

このようになってしまうと，スクリーニングやツールが結局廃れてしまうのはどの分野でも同じです.

1.「太陽作戦」のスクリーニングは？

本書の対策では，「家族・知人から見て何かがおかしい」というSQiDを指標に掲げました. これならまったく手間はかかりません. かつ，現場の看護師と家族のコミュニケーションの促進も意図としてあります.

ただ，長期的な視点での教育も念頭に置く必要があります．そこで，DSTを導入し，電子カルテで記載できるようにしました．診断としては，CAMも信頼できるツールですが，評価に一定のトレーニングが必要です．そのため，各項目が具体的に記載されているDSTが望ましいと考えました．

2. 重症度評価は？

重症度評価は，研究をするなら必須です．しかし，せん妄の重症度評価の数値によって，日常の治療法が変わるわけではありません．

せん妄の治療方針は，あくまで原疾患の治療のために，安全に病棟管理ができることです．重症度評価にかかわらず，夜しっかり眠れること，日中に危険行動がないことが優先されます．ですから，一般病棟レベルでは重症度評価は必須ではないと思われます．

3. せん妄チームのツールとしては有用

一方，せん妄チームが主治医・病棟スタッフに「これはせん妄です」「これだけせん妄が悪いので治療の見直しを」と話すためには，診断ツール・評価ツールがあったほうが説得力を持つ場合があります．

精神科に素養があれば，DRS-R-98が最も有名です．MDASは診断ツールとしては使用できませんが，精神科医でなくても重症度評価が容易という特徴があります．われわれせん妄チームは，MDASをときどき利用しています．

> **POINT!**
> ・せん妄は，評価することが目的ではない．治療に役立つ評価を厳選しないと，現場は疲弊．使われる対策にならない．

太陽作戦

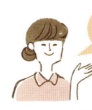

評価ツールとして，少なくともSQiDとDSTをおさえておくことですね．

はい．せん妄は「評価すること」が目標ではありません．

ポイント②
薬は繰り返し使用する

　薬の繰り返しの使用，これが最も重要なポイントです．多くの人に十分効く量を投与できればよいのですが，そのような量では，体調が弱った患者では日中遷延してしまいがちなので，「使えない対策」になってしまいます．

　「夜寝てもらう，かつ安全に」を達成するためには，後述する薬剤の選択のほかに，初回は比較的作用の穏やかな量で，追加投与をしっかりすることが必要となります．

　そのため，効果が不十分であれば，せん妄チームのラウンドで翌日に必ず「○錠まで使った？」と促し続けることが大切になります．看護師の皆さんはどうしても「使いすぎると怖い．もし呼吸が止まったら」とベンゾジアゼピン受容体作動薬のイメージで薬をとらえて追加使用をためらいがちです．抗ヒスタミン系や5HT$_{2C}$系の薬であれば，絶対に呼吸は止まらないことを繰り返し伝え続けることも必要です．

　何回か成功体験が得られれば，その後は自律的に使用してもらえるようになっていきます．第一選択の薬剤をすばやく上限まで使ってもらうことは，第二選択の薬剤に移行するかどうかの判断がすばやくできることになりますので，1〜2日早く夜の安全が確保できることにもつながります．

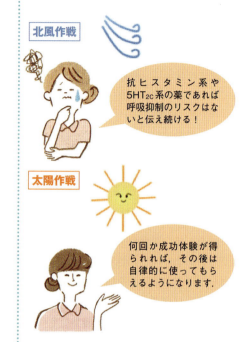

北風作戦
抗ヒスタミン系や5HT$_{2C}$系の薬であれば呼吸抑制のリスクはないと伝え続ける！

太陽作戦
何回か成功体験が得られれば，その後は自律的に使ってもらえるようになります．

ポイント③
「年のせい？」いいえ，せん妄です

1. イメージが先行していませんか？

　「せん妄＝不穏」というイメージが先行しているため，よく現場の医療者は「年のせいで認知機能が悪いだけ」「今は正常なので，せん妄ではない」「覚えているのでせん妄ではないと思います」と認識してしまうことが多いようです．先日，研修医から「国家試験では，"せん妄はコミュニケーション不能である"を正解としないとダメなんです」という話を聞きました．さまざまな場面で，旧来のイメージのせん妄が根強いと感じます．

　たとえばPart1で述べたように(p.16参照)，ほろ酔いもせん妄ですから，皆さんもご経験のとおり酔っていてもちゃんと(部分的にしろ)覚えていますし，コ

ミュニケーションも取れます．認知機能の低下は，若くても疲労・酒酔い・風邪などの体調不良でも起こります．「年だから急な認知機能低下もしかたない」は，おかしな話なのです．

2.「何かがおかしい」を，せん妄介入のスイッチに

そのため，せん妄と判断するまでのスイッチをどう入れるかは，とても大変な作業です．スクリーニングツールはとても有用ですが，「せん妄」スクリーニングツールは，せん妄ではないと判断されてしまうと，意外と使われません．

そこで，われわれせん妄チームは，「何かがおかしい」のSQiDでせん妄介入を行う，「不穏行動」が看護部に報告された時点で介入を開始するしくみにしました．

せん妄介入のスイッチが入れば，「これがせん妄ですよ」とラウンド時にチームから看護師に伝えることができます．最初はやや手間がかかりますが，この作業の繰り返しはとても大切だと思います．

ポイント④
主治医とのコミュニケーションは積極的に

看護師へのアプローチの4番目は，主治医とのコミュニケーションの促しです．最近は電子カルテが普及したので，病棟で直接顔を合わさなくても指示や情報のやり取りができるようになりました．しかし，せん妄は「看護師が困る」「主治医は看護師がなんとかしてくれれば一見困らない．でも，指示は変えなければならない」，こういう構造に陥っています．

とかくチーム医療では，「〇〇チームにお任せ」になりがちです．しかし，せん妄の情報，看護師が困っていることを病棟から主治医にちゃんと伝えて，コミュニケーション促進するのはとても重要です．

最初は大変かもしれませんが，これこそが患者・家族・病棟が一体となって治療を進めることにつながりますし，このような関係は現場の徒労感の軽減，そしてなにより患者の医療の質の向上につながると思います．

主治医にとっても，思わぬ原疾患の悪化や感染の徴候を早期に発見できるきっかけになります．また，「〇〇チームから口を出された」と考えるより，「現場の看護師と協働作業で助かった」となれば，成功体験としても，その後の病棟診療においても，メリットが多いことになります．最初は「北風」に見えて，最後は「太陽」になっていくでしょう．

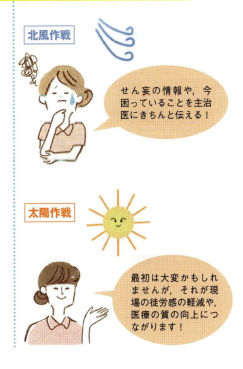

ポイント⑤
家族とのコミュニケーションも積極的に

1.「夜間の監視役」はできるだけ避ける

　家族とのコミュニケーションも重要なポイントです．とくに，「夜間に監視役として家族をよぶ」ことを避けるのが一番の目標となります．

　夜は家族がいてもいなくても，必要であれば安静を保ってもらう必要があります．天涯孤独の人には十分なせん妄対策ができない………わけではありません．本書の概念を使えば，夜間の対策はもう十分できるはずです．監視役としての付き添いは家族の疲弊や不安を高め，ともすると医療者への不満に変化してしまうことがあります．

　家族が夜の付き添いで疲弊してしまったら，本当に起きていてほしい日中に付き添える人がいなくなってしまいます．このような状況は，患者，家族，医療者，みんなにとって不幸です．

　家族とコミュニケーションを取ることで，ひと手間かかって大変というイメージとなりがちなせん妄対策も，家族と一緒にケアを作れる協働作業の実感から，看護師にとってもやりがいにつなげることができます．

　われわれせん妄チームも，家族に対してのせん妄説明パンフレットを作成しました．もちろんご家族に安心してもらうことがいちばんの目的ですが，内容を工夫して，それをご家族に説明する看護師にせん妄を理解してもらう意図も込めています．

2. スクリーニングもコミュニケーションのきっかけに

　また，本書での対策としてSQiDでせん妄スクリーニングを行う一番の目的も，家族とコミュニケーションを取ってもらうことにあります．多くのスクリーニング／診断ツールの多くは，医療者の観察や患者との面談が軸ですが，SQiDは「家族や知人がおかしいと感じる」ですので，家族とのコミュニケーションが促進されます．さらに，入院前の状況をお尋ねしておくことは，せん妄治療のゴール（入院前以上の生活状況には戻らない）を把握することにもつながります．

　ぜひ，家族と看護師のコミュニケーションを促進して，みんなにとって「安心できるせん妄対策」を目指しましょう．

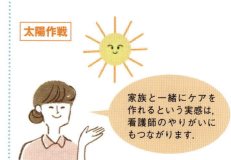

太陽作戦

家族と一緒にケアを作れるという実感は，看護師のやりがいにもつながります．

＊家族への説明パンフレットの例は，筆者ホームページ http://せん妄.jp に掲載しています．

せん妄対策が進む5ポイント
～医師へのアプローチ～

1. 負担感を減らすような働きかけを

　太陽作戦の対象者には，もちろん医師も含まれます．医師から「せん妄ってやっかい」と感じられるポイントをなるべく少なくすることを考えます．一方，"北風"として最低限の統一事項は必要です．"太陽"を前面に押し出しつつ，医師の負担感を減らすことが大切です．

図　せん妄で使われる薬剤の位置づけ

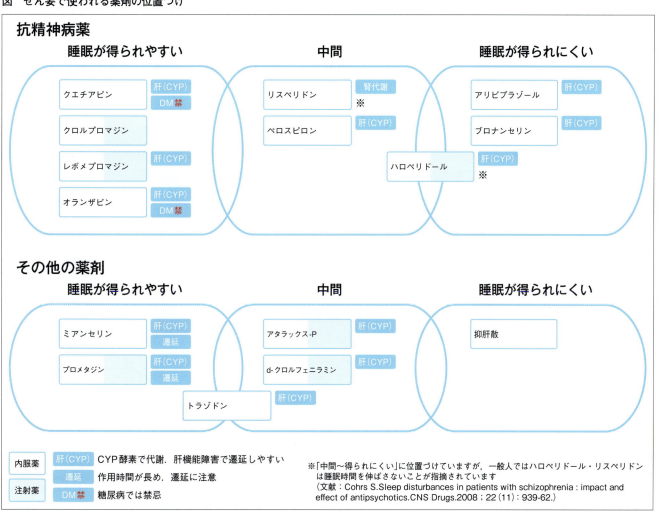

2.「疾患の治療の邪魔をしにくい薬剤」が原則

　せん妄対策の最大の目的は，原因疾患の治療です．そのため，いくらせん妄治療に有効とされる薬剤でも，「原疾患治療に影響があるのでは？」と医師からとらえられてしまっては使われなくなってしまいます．

　医師にとって優しくなるように，副作用が少ない，とくに呼吸や循環動態への影響が少ないことなどを意識して薬剤を組み立てることが重要です☀．さらに，疾患によって選択肢がたくさん分かれてしまうと煩雑になるため，医師の負担感が増してしまうことにも注意しましょう．

　前述の図（p.125）には，大切な要素を網羅した薬剤の位置づけを示しました．さらに，以下の5ポイントなどをご参考いただき，それぞれの病院でのせん妄対策に役立てていただけたらと思います．

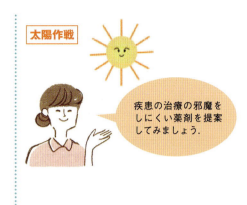

太陽作戦

疾患の治療の邪魔をしにくい薬剤を提案してみましょう．

せん妄対策が進む5ポイント〜医師へのアプローチ〜

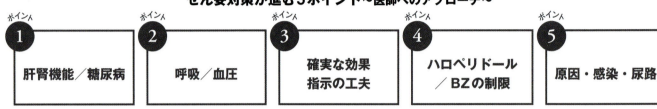

ポイント1 肝腎機能／糖尿病
ポイント2 呼吸／血圧
ポイント3 確実な効果 指示の工夫
ポイント4 ハロペリドール／BZの制限
ポイント5 原因・感染・尿路

ポイント①
糖尿病禁忌・腎代謝の薬は第一選択から外す

　せん妄治療のエキスパートオピニオンで勧められているクエチアピン・リスペリドンについては，耐糖能異常および腎機能障害でそれぞれ使用しにくいという欠点があります．両者とも頻度の高い病状ですので，第一選択の薬剤にしてしまうと，フローチャートは入り口の薬から場合分けが増えてしまって，煩雑になってしまいます．とくに糖尿病は有病率が比較的高いにもかかわらず，第一選択的に挙げられているクエチアピンが禁忌であることは，医療安全上も大きな問題です．

　そのため，糖尿病禁忌・注意，腎代謝の薬剤は第一選択から外しておいたほうが，医療安全上も好ましいと思われます☀．

　また，多くの薬剤がCYP代謝のため，肝機能の軽度の低下で遷延しやすくなっ

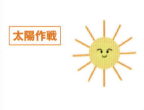

太陽作戦

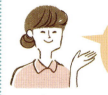

糖尿病禁忌・注意，腎代謝の薬剤は第一選択肢から外しておいたほうがよいでしょう．

たり，抗真菌薬などとの相互作用があります．クロルプロマジンはグルクロン酸抱合代謝なので，肝障害の患者でも遷延しにくい，確実な催眠作用・注射薬もあるといった大きな利点があります．

　前述の図には腎機能・肝機能・遷延について注意すべき薬剤も記載していますので，ご参考にしてください．

ポイント②
呼吸・循環動態には十分な配慮を

　呼吸・循環動態は原疾患の治療・全身状態に大きく影響を与えるため，せん妄対策の薬剤でも十分に考慮する必要があります．

　たとえば，薬を飲めない場合に一般のせん妄治療で推奨されることが多い，注射のハロペリドール＋ベンゾジアゼピン受容体作動薬の組み合わせは，とくに呼吸状態が悪い患者に対しては，慣れていない看護師や医師にとって大きな抵抗感を持たれてしまう組み合わせです．

　血圧への作用としては，抗精神病薬は全般的に血圧低下作用がありますが，程度はさまざまです．クロルプロマジンは前述のとおり利点が大きいのですが，比較的血圧低下作用が大きいので，心不全・ショックなどでは使用しにくい欠点があります．そのため，当院では第二選択としました．

　これらに配慮した薬剤を提示することで，医師の抵抗感を軽減させることができると思います．

ポイント③
「指示」の工夫で確実な効果を上げる

1. 処方意図を明確に〜「日中」「夜間」で指示を分ける〜

　いくら安全でも，効果が実感できない薬剤は普及しません．効果を感じられる

ために必要なのは，まずは処方意図をはっきり理解してもらうことです．不眠不穏時ハロペリドールが効かないのは，催眠作用がない薬剤なので，夜使っても期待した効果は得られないからです．

そのため，本書では，指示の出し方を「日中不穏時」「夜間不眠時」に分けることを提案しています．「夜間不眠時」にするのも，前述の太陽作戦のためです．ここは，指示の出し方を変えてもらう必要があります．たとえば，コンサルテーションの際の提案に，こちらから記載例を提示したり，本書付録（とじ込みカード）のチャートにも示しているように「夜間不眠時」とわざわざ明記しているのもこの理由です．

昼夜に分ける指示を念頭に置けば，前述の図にある薬剤のどれを選択すればよいか，わかりやすくなってきます☀．院内の採用状況に応じて，ご検討ください．

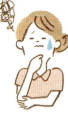

北風作戦

指示の出し方を「日中不穏時」と「夜間不眠時」に分ける．

さらに，「第二選択／飲めないとき」の指示にあらかじめ配慮することで，よりシンプルな対策を立てることができます．

2.「第二選択／飲めないとき」の指示にあらかじめ配慮する

前述（Part2, p.47）のように，トラゾドンであれば禁忌・病状の問題が少なく，幅広い患者層で使用しても問題が起きにくくなります．さらには睡眠薬の代替薬としても使用されることから，せん妄ではなく単なる不眠に使用しても問題ありません．

ただ，全身状態の悪い高齢者でも安全なことを優先しているため，個人差があり，また60歳代以下では効果が十分得られないことが多いのには注意が必要です．前述（p.47）のように，繰り返しの使用を行うこと，第二選択を準備することが大切です．

さらに，第二選択としてミアンセリン・クエチアピンを準備しておくことで，さまざまな患者に対応しやすい，シンプルな夜間のための薬剤チャートが完成します☀．

これら薬剤がない場合，催眠作用をみながら院内の薬剤を選んでいくことになります．第一選択としては作用の弱めの薬剤でよいと思われますが，(1)第二選択として催眠作用が強い薬剤も準備しておくこと（p.125図のいちばん左側），(2)クエチアピン（もしくはオランザピン）だけだと糖尿病の際に選択肢が限られてしまうことなどを検討する必要があります．

また，重症者や高齢者，あるいはせん妄によって内服できない場合も多いため，注射薬の選択肢も考慮しておく必要があります．注射の場合には抗ヒスタミン薬で催眠作用が強い薬剤は，残念ながら限られています．これまで解説したプロメタジン，クロルプロマジンや，クロルプロマジン類似（ただしグルクロン酸抱合代謝ではない）のレボメプロマジンが院内採用薬にない場合には，ベンゾジアゼピン受容体作動薬を使わざるを得ない場合もあります．注射のベンゾジアゼピン受容体作動薬にどうしても抵抗がある場合には，ブロマゼパム坐薬という選択肢もあります．

ポイント④
ハロペリドール・ベンゾジアゼピンを**制限**する

1. ハロペリドール注換算で1.5mgを上限に

　せん妄に対するハロペリドールは，全国的にメジャーな処方です．ハロペリドール1アンプル（5mg）は明らかに過量使用ですが，薬の処方は1アンプル/1錠が基本になることが多く，過量使用が日常的になってしまっています．

　頓用指示などは，いつ使われるか，どのくらい連用されるかは，対策推進側ではコントロールが困難なため，薬効が十分・かつ連用でも問題が起きにくい用量，おおよその目安として，ハロペリドール注換算で1.5mgを上限にすることが重要となります．たとえば，クロルプロマジンだと50mg，クエチアピンだと100mg程度に相当します．

　さらに，パーキンソン病やレビー小体型認知症などではその1/3程度から慎重に使用するのが安全ですので，特殊症例についてコンサルトを受けた場合に，配慮が必要となります．

2. 睡眠薬は極力控えめに

　ベンゾジアゼピン受容体作動薬については，不眠時指示として定型指示などにも登録され，機械的に出されてしまうことがあります．

　入院状況の患者に睡眠薬を投与することは，せん妄の最後のひと押しになることもありますので，なるべくベンゾジアゼピン受容体作動薬を使用せずに夜間の睡眠を確保できる方向で，薬剤チャートを作成するのがよいと思われます．また，院内教育上も，今後は不眠に対して安易にベンゾジアゼピン受容体作動薬を使用しないほうが，世界的な趨勢に沿っています．

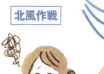

北風作戦

過量使用が日常的になってしまっているハロペリドールは，注射換算で1.5mgを上限にすることが重要です．

ポイント⑤
採血・採尿などの**検査を繰り返し**促す

　原因疾患の精査については，医療安全の立場を活用して，働きかけを密に行っていくことが重要です．

やはり「入院のストレスが原因でせん妄になった」という認識は，医師・看護師を問わずよく経験されます．そのため，「いったん外泊」などのあまり適当ではない対処が行われる原因にもなっています．このような対応は，感染症や電解質バランスの異常，脱水低酸素などが原因であった場合，医療安全としても大きなリスクを抱えることになります．

コンサルテーションを受けた場合に採血・採尿などを繰り返し促すのは，「このあいだやったのに」と渋い顔をされがちです．一方，qSOFAの敗血症の定義（p.58参照）が出たことなども追い風になっていますので，日々の実践の中から地道に啓蒙活動をするのがよいと思われます．

何回か行ううちに「やはり採血してよかった」といった成功体験が生まれますので，そこまで来れば対策は自然と広まっていくでしょう☀．

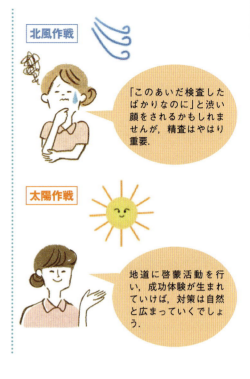

北風作戦
「このあいだ検査したばかりなのに」と渋い顔をされるかもしれませんが，精査はやはり重要．

太陽作戦
地道に啓蒙活動を行い，成功体験が生まれていけば，対策は自然と広まっていくでしょう．

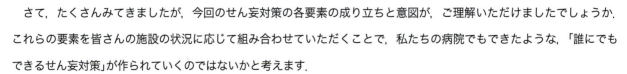

本書の最後にあたって

さて，たくさんみてきましたが，今回のせん妄対策の各要素の成り立ちと意図が，ご理解いただけましたでしょうか．これらの要素を皆さんの施設の状況に応じて組み合わせていただくことで，私たちの病院でもできたような，「誰にでもできるせん妄対策」が作られていくのではないかと考えます．

ご不明な点やご質問については，筆者のホームページ「せん妄.jp」からもお問い合わせにお応えしています．われわれの経験がすこしでも皆様のお役に立てれば幸いです．

患者さんとご家族の苦しい体験が和らぎ，医療者が「せん妄対策って，ちゃんと成果が上がって楽しい」と感じられるような，そんな現場をみんなで作っていきましょう！

memo

索引

今日の夜からはじめる 一般病棟のための せん妄対策 成功への道しるべ

数字・欧文

24時間点滴の見直し	79
5つの作用	31
CAM	62, 66
CAM-ICU	62, 66
CYP代謝	44
D_2受容体	38, 52
DNR	84
DRS-R-98	62, 66, 121
DSM-5	20
DST	62, 121
——DSTの確度	63
FDA	23
GCS	17, 58
H_2ブロッカー	73
ICD-10	20
ICDSC	62, 66
JCS	17
MDAS	62, 66
MMSE	62
MST	76
PCA	74
PPI	73
qSOFA	57, 58
——qSOFAの敗血症の定義	130
SDM	84
SQiD	59, 62, 66, 120, 123, 124

あ

α_1遮断作用	32
α_2受容体	32
アカシジア	24
アセスメントツール	105
アメリカ食品医薬品局	23
アリピプラゾール	52, 102
アルコールによる薬剤性せん妄	16
アルツハイマー型認知症	61
安心を引き出す	80, 82
安全対策	28
意識障害	15, 17
意識変化	58
意志決定過程の共有	84
医師の協力	117
依存性薬物	34
痛み	74
一般診療科	14
医療安全	70, 117
医療者が対象者	116
医療の質の向上	123
エチゾラム	96
嚥下機能低下	23
炎症	71
——炎症性サイトカイン	72

か

快適・安全な環境	79
過活動型せん妄	20
覚醒度	17
家族とのコミュニケーション	124
家族への対応	84
からだの病気	14
看護管理報告	114
感染	71
緩和ケア研修会	77
偽性アルドステロン血症	53
急性で続発性の脳機能障害	15, 59
急性の脳機能障害	56
筋弛緩作用	33
空腹性せん妄	76
クエチアピン	26, 49, 94, 109
薬の繰り返しの使用	122
グルクロン酸抱合	45, 50
クロルプロマジン	45, 94
傾聴	80
痙攣患者では慎重投与	50
幻覚・妄想	36
原疾患治療	126
見当識を保つ	78
現場の徒労感の軽減	123
抗うつ薬	47
抗菌薬治療	72

——抗菌薬投与	101
高血糖	49
抗幻覚・抗妄想	32
抗コリン作用	48
抗精神病薬	22, 103
行動異常	57
行動変容	117
抗ヒスタミン（H）作用	33
——抗ヒスタミン薬	40
抗不安	33
——抗不安薬	77
声かけ	80, 82
誤嚥性肺炎	23
呼吸苦	75, 76
呼吸・循環動態	127
呼吸数	58
呼吸抑制	26, 33, 41
混合型せん妄	21

さ

催眠	33
酸素療法	75
ジアゼパム	46
自己調節鎮痛法	74
自己抜去	39, 57, 70
自己抜針	25
重症度評価	121

収縮期血圧	……………………………………………	58
従来型抗精神病薬	…………………………………	24
主治医とのコミュニケーション	…………	123
術後せん妄	……………………………………	107
準備因子	……………………………………	18，65
処方変更	…………………………………………	117
腎代謝の薬剤	……………………………………	126
身体抑制	……………………………………	39，79
信念対立	…………………………………………	117
錐体外路症状	……………………………	24，52
睡眠薬	41，42，65，96，129
スクリーニングツール	……………………	21
ステロイド	………………………………………	77
生活リズムの改善	……………………………	79
成功体験	……………………………………	119，130
説明	………………………………………………	80
セロトニン 5HT$_{2A}$ 遮断作用	………………	32
——セロトニン 5HT$_{2C}$ 遮断作用	……………	32
せん妄	……………………………………	14，60
——せん妄スクリーニング	………………	124
——せん妄対策	……………………………	115
——せん妄治療	……………………………	115
——せん妄について情報提供	……………	84
——せん妄の診断基準	……………………	20
——せん妄のスクリーニングツール	……	62，66
——せん妄の分類	…………………………	20
——せん妄は苦しい体験	…………………	70

た

耐糖能異常	…………………………………	49，50
第二選択	…………………………………………	128
脱水	………………………………………………	72
誰が使っても安全	……………………………	28
注意力	……………………………………………	17
注射のベンゾジアゼピン	……………………	26
注射薬の選択肢	………………………………	128
昼夜逆転	…………………………………………	36
直接因子	……………………………………	18，65
鎮静・血圧低下	………………………………	32
鎮静・催眠	………………………………………	36
低活動型せん妄	………………………………	20，57
デクスメデトミジン	…………………………	32
転倒	………………………………………………	41
転倒予防	…………………………………………	70
糖尿病禁忌	……………………………………	27，126
ドーパミン	………………………………………	107
ドーパミン 2（D$_2$）受容体遮断作用	………	32
トラゾドン	47，89，93，98，107，112
トラマドール	……………………………………	75

な

何かがおかしい	…………………………………	123
ニーチャム混乱スケール	……………………	62，66
日内リズム	………………………………………	51
日中不穏時	……………………………………	36，128
日中不穏対策の薬	……………………………	41

尿検査	101	ミダゾラム	46
尿所見	72	ミルタザピン	49
尿路感染	99	モルヒネ	76
——尿路感染症	72		
認知	17		
——認知症	60		

は

パーキンソン病	107
バイタルサインの変化	72
バルプロ酸ナトリウム	53, 111
ハロペリドール	25, 32, 37, 38, 52, 91, 108, 129
——ハロペリドール+抗ヒスタミン薬	43
反跳性不眠	98
非定型抗精神病薬	24, 32
ヒドロキシジン	39, 40
否認／転嫁	70
フールプルーフ	28
不穏行動	123
副作用対策	25
フルニトラゼパム	46
プロトンポンプ阻害薬	73
プロメタジン	43, 91
ベンゾジアゼピン環	33
ベンゾジアゼピン受容体作動薬	33, 50, 129

ま

ミアンセリン	49

や

夜間の睡眠確保の薬	30
夜間不穏時	36
夜間不眠時	36, 128
夜間不眠対策の薬	41
薬剤チャート	129
薬剤の対策	28
誘発因子	18, 65
用量調節	25
抑肝散	52, 104
夜に困る	118
夜寝てもらう	119

ら

ラメルテオン	51, 95, 107
離床センサー	79
リスペリドン	37
離脱症状	98
——離脱予防	50
レビー小体型認知症	108
ロラゼパム	50, 98
ロルメタゼパム	50

せん妄対策 成功への道しるべ　135

今日の夜からはじめる・一般病棟のための

せん妄対策 成功への道しるべ

| 2017 年 2 月 15 日 | 初版　第 1 刷発行 |
| 2023 年 2 月 14 日 | 初版　第 5 刷発行 |

著　者	山川　宣
発行人	土屋　徹
編集人	小袋　朋子
発行所	株式会社Gakken
	〒 141-8416 東京都品川区西五反田 2-11-8
印刷製本	共同印刷株式会社

● この本に関する各種お問い合わせ先
本の内容については，下記サイトのお問い合わせフォームよりお願いします．
https://www.corp-gakken.co.jp/contact/
在庫については　Tel 03-6431-1234(営業)
不良品(落丁，乱丁)については　Tel 0570-000577
　学研業務センター　〒 354-0045 埼玉県入間郡三芳町上富 279-1
上記以外のお問い合わせは　Tel 0570-056-710(学研グループ総合案内)

©S, Yamakawa 2017 Printed in Japan
● ショメイ：キョウノヨルカラハジメル イッパンビョウトウノタメノ センモウタイサク
　　セイコウヘノミチシルベ
本書の無断転載，複製，複写(コピー)，翻訳を禁じます．
本書に掲載する著作物の複製権・翻訳権・上映権・譲渡権・公衆送信権(送信可能化権を含む)
は株式会社Gakkenが管理します．
本書を代行業者等の第三者に依頼してスキャンやデジタル化することは，たとえ個人や家庭内
の利用であっても，著作権法上，認められておりません．

本書に記載されている内容は，出版時の最新情報に基づくとともに，臨床例をもとに正確
かつ普遍化すべく，著者，編者，監修者，編集委員ならびに出版社それぞれが最善の努力
をしております．しかし，本書の記載内容によりトラブルや損害，不測の事故等が生じた
場合，著者，編者，監修者，編集委員ならびに出版社は，その責を負いかねます．
また，本書に記載されている医薬品や機器等の使用にあたっては，常に最新の各々の添付
文書や取り扱い説明書を参照のうえ，適応や使用方法等をご確認ください．

株式会社Gakken

JCOPY 〈出版者著作権管理機構　委託出版物〉
本書の無断複写は著作権法上での例外を除き禁じられています．複写される場合は，
そのつど事前に，出版者著作権管理機構(Tel 03-5244-5088, FAX 03-5244-5089,
e-mail: info@jcopy.or.jp)の許諾を得てください．

学研グループの書籍・雑誌についての新刊情報・詳細情報は，下記をご覧ください．
学研出版サイト　https://hon.gakken.jp/

FPDn 入院患者せん妄ケアガイド

神戸医療センター 緩和ケア室／せん妄チーム「神戸医療センター 入院患者せん妄ケアガイド」より

『あの時は本当に怖かった…』患者さん自身がつらい体験．
せん妄対策は「原因除去」と「環境調整などのケア」が最も重要．
患者さん・ご家族にとって安心・安全な入院生活を目指します．

Step0：予防対策
※1項目でも該当すればハイリスク

ハイリスクcheck!
- ☐ 70歳以上　　☐ 認知症
- ☐ 睡眠薬　　　☐ 重症患者
- ☐ 侵襲の高い治療（予定含む）
- ☐ 頭部疾患の既往　☐ せん妄の既往
- ☐ アルコール多飲

夜間の指示の再確認
睡眠薬の単独使用は避ける
レンドルミン・デパス・マイスリー・アモバン・（アタラックス-P）
追加指示は病棟で実施可能？

Step1：何か変？いつもと違う感じ？

家族に確認「普段と違いますか？」性格・生活状況

- ☐ 興奮している
  イライラ，ソワソワ，暴力的，点滴やドレーンを頻繁に触る
- ☐ 活気がない
  ウトウト，日中も閉眼して過ごす，要望を聞いても返答しない
- ☐ 時間・場所・人がわからない（見当識障害）
  時々つじつまの合わない会話になる，会話が止まってしまう
- ☐ ないものが見える，聴こえる（幻視，幻覚，誤解）

1つでも当てはまれば

Step2：DST（せん妄スクリーニングツール）

A項目をすべて評価します．

現実感覚
夢と現実の区別がつかなかったり，ものを見間違えたりする．例えば，ごみ箱がトイレに，寝具や点滴のビンが他のものに，さらに天井のシミが虫に見えたりするなど

活動性の低下
話しかけても反応しなかったり，会話や人とのやりとりが億劫そうに見えたり，視線を避けようとしたりする．一見すると"うつ状態"のように見える

興奮
ソワソワとして落ち着きがなかったり，不安な表情を示したりする．あるいは点滴を抜いてしまったり，興奮し暴力をふるったりする．時に鎮静処置を必要とすることがある

気分の変動
涙もろかったり，怒りっぽかったり，焦りやすかったりする．あるいは，実際に泣いたり，怒ったりするなど感情が不安定である

睡眠-覚醒リズム
日中の居眠りと夜間の睡眠障害などにより，昼夜が逆転していたり，あるいは一日中傾眠状態にあり，話しかけてもウトウトしていたりする

妄想
最近新たに始まった妄想（誤った考えを固く信じている状態）がある．例えば「家族や看護スタッフがいじめる」「医者に殺される」などと言ったりする

幻覚
幻覚がある．現実にはない声が聞こえる．実在しないものが見える．現実的にはありそうにない不快な味や臭いを訴える（口がいつも苦い，しぶい，嫌なにおいがするなど）．「体に虫が這っている」などと言ったりする

1つでも該当項目したらB項目に進みます

B項目をすべて評価します．

見当識障害
見当識（時間・場所・人物などに関する認識）障害がある．例えば昼なのに夜と思ったり，病院にいるのに自分の家だと言うなど，自分がどこにいるかわからなくなったり，看護スタッフを「孫だ」と言う，身近な人の区別がつかなかったりするなど

記憶障害
最近急激に始まった記憶障害がある．例えば，過去の出来事を思い出せない，さっき起こったことも忘れる

1つでも該当項目したらC項目に進みます

C項目をすべて評価します．

精神症状の発症パターン
現在ある精神症状は，数日から数週間前に急激に始まった．あるいは，急激に変化した

症状の変動
現在の精神症状は一日のうちでも出たり引っ込んだりする．例えば，昼頃は精神症状や問題行動なく過ごすが，夕方から夜間にかけて悪化するなど

C項目のいずれかが該当した場合はせん妄の可能性あり．対応を開始してください．

裏へ

Step 3：評価とそれに基づくケア（1）からだの状況

項目	看護師のケア	医師と相談

病態
- □感染，炎症
- □高Ca，低Na（電解質）
- □脱水
- □臓器障害（肝，腎，心…）
- □貧血
- □その他（低栄養，ビタミン）

⇒ バイタルサインの変化／尿所見（混濁・匂い）／水分摂取状況・皮膚／浮腫所見の確認／検査データの見直し ⇒ 各種検査の依頼（必要に応じ尿検査も）／点滴等での治療

薬
- □睡眠薬　□H₂ブロッカー　□オピオイド　□ステロイド
- □抗コリン薬　□抗ヒスタミン薬　□抗がん薬など

⇒ 投与薬剤check ⇒ 医師に再確認／変更・減量の相談

症状
- □痛み ―――――→ ・十分な鎮痛薬投与 ―――――→ ・鎮痛指示の見直し
- □呼吸苦 ―――――→ ・呼吸状態check，涼しい室温，空気の流れ，薬剤 ―――→ ・酸素投与・呼吸苦緩和指示
- □便通・尿意 ―――→ ・排泄状況check，残尿，カテーテル閉塞 ―――→ ・便通薬などの調整
- □不眠 ―――――→ ・睡眠指示check，夜間の巡回などの工夫 ―――→ ・不眠時指示の見直し
- □その他 ―――――→ ・不快な症状の緩和に努める ―――――→ ・治療・症状緩和指示

Step 3：評価とそれに基づくケア（2）まわりの状況

状況がわからず不安→不穏　安心できる環境を！

チェック項目
- □入院・ICU・照明・騒音　□不安・ストレス　□視力低下・聴力低下
- □可動制限（身体抑制・柵・バルンカテーテル・ルート類）　□家族の状況

見当識を保つ
- ・カレンダー，時計を見やすく
- ・時間や場所をこまめに伝える
- ・予定に関する情報提供
- ・窓から景色が見えるように
- ・メガネ・補聴器の準備

快適・安全な環境の構築
- ・必要性の低いカテーテルの抜去
- ・ルートなどを見えにくく工夫
- ・最小限の身体抑制　センサーなども活用
- ・アラーム音・環境雑音の調整
- ・危険物の除去

生活リズムの改善
- ・昼は明るく，夜は薄暗く（真っ暗は不安）
- ・坐位・リハビリ・散歩
- ・テレビ・ラジオをつける
- ・24時間点滴の見直し
- ・巡回・処置の時間

安心を向上：本人の不安・家族の不安への配慮と，一緒にケアをする姿勢

本人へ
- ・体験・不安な気持ちを尊重した声かけ
- ・傾聴し，否定せずに共感
- ・必要なら不安軽減のため穏やかに訂正

家族へ
- ✗ 監視役としての付き添い → ◯本人が安心できるために可能な範囲で依頼
- ・十分に想いを聴き，せん妄の説明（対応例参照）
- ・本人が安心できる環境への協力依頼　カレンダー，時計，写真，趣味の物…

対応の例

- ・患者の話を否定せず，よくわからずに不安であることに十分理解／共感を示す．より安心をひきだす対応を心がける．
- ・説得は無効．問い詰めたりしない．→本人が不穏になるにはそれなりの理由がある（苦痛・錯覚・幻覚からくる恐怖）．
- ・間違った認識の助長になるため，話を適当に合わせてあしらわない．

◯	✗	
◯会社にいる気がするのですね．ここは病院なので不思議ですね．　共感+おだやかな訂正	✗お仕事続けていてくださいね．	助長
◯変なものが見えたりすると，不安になりますよね．　共感	✗そんなところに何もありません！	強い否定
◯でもよくあることで，精神異常や認知症ではないですよ．　安心		
◯管が気になりますよね．邪魔でごめんなさいね．　共感+安全確保（さりげなく目につかないように工夫する）	✗この管は大事なので，触っちゃダメですよ!!	説得
	✗さっきも言いましたよね，覚えていませんか？	問い詰め
◯今は何日，何時ですよ．○○病院の5階病棟ですね．　見当識	✗はいはい夜ですよ（夜と勘違いしているのに）	助長
◯あと30分で昼ご飯ですよ．　見当識		
◯これから，ガーゼ交換しますね．　安心	✗動かないで!!	何をされるかわからず，不安

家族への対応：想いを十分傾聴，不安な家族に配慮して協力依頼，資料などを使って病態説明

◯	✗
◯ご本人も不安なので，安心できるようにご協力していただけますか？	✗暴れて危険なので付き添ってください．
◯精神異常や認知症ではありません．体が落ち着けば元に戻ります．	家族も不安→ときに反発も招く．大切なのは一緒にケアする姿勢
◯ご家族にもご心配をおかけしてすみません．	

Gakken 『せん妄対策 成功への道しるべ』巻末とじ込みカード